中国医学科学院健康科普研究中心推荐读物
国家卫计委临床医生科普项目
百科名医系列丛书

# 专家倡导：
# "氧"出健康

武连华　著

中国协和医科大学出版社

图书在版编目（CIP）数据

专家倡导："氧"出健康／武连华著. —北京：中国协和医科大学出版社，
2014.7
（百科名医系列丛书）
ISBN 978-7-5679-0095-0

Ⅰ. ①专… Ⅱ. ①武… Ⅲ. ①氧-关系-健康 Ⅳ. ①R161.1

中国版本图书馆 CIP 数据核字（2014）第 097469 号

百科名医系列丛书
**专家倡导："氧"出健康**

作　　者：武连华
责任编辑：吴桂梅

出版发行：中国协和医科大学出版社
　　　　　（北京东单三条九号　邮编 100730　电话 65260378）
网　　址：www.pumcp.com
经　　销：新华书店总店北京发行所
印　　刷：北京佳艺恒彩印刷有限公司

开　　本：710×1000　1/16 开
印　　张：11.25
字　　数：120 千字
版　　次：2016 年 1 月第 1 版　　2016 年 1 月第 1 次印刷
印　　数：1—3000
定　　价：27.00 元

ISBN 978-7-5679-0095-0

（凡购本书，如有缺页、倒页、脱页及其他质量问题，由本社发行部调换）

# 前 言

父母给了你生命，当你呱呱坠地，来到这个世界，开始第一声哭啼时，氧气便终生伴随着你。人可以几天不吃不喝，但一刻也离不开氧。无氧，人就无法生存；缺氧，人就失去健康。而在人类赖以生存的地球上，随着科学技术的进步和城市建设的发展，人类渐渐远离了大自然赋予我们的外在富氧环境；同时，由于现代人工作节奏的变快、压力的增加、生活不规律和运动的减少，已经使我们内在的氧的代谢发生障碍，氧的摄入与消耗失去平衡，我们变得缺氧了，机体渐渐出现了不同程度的缺氧症状，可能在你还没有足够重视的过程中，缺氧性疾病就随之而来了。

本书通过问答方式告诉你，氧为什么主宰你的健康？缺氧时人体会发生什么变化？缺氧对人体的危害是什么？如何及时发现缺氧？——教你最简便的自我诊断缺氧的方法。常见缺氧性疾病的表现是什么？缺氧性疾病应做哪些检查？发现缺氧如何应对？——教你各种不同程度缺氧的补氧办法。让氧疗走入家庭，介绍家庭制氧机的适宜人群，让你远离缺氧，使慢性缺氧性疾病获得有效、便捷的治疗。认识高压氧治疗——让你走近高压氧，了解高压氧的治疗原理，使缺氧性疾病患者尽早接受这种治疗，享受高压氧治疗带来的去除病痛的快乐。

健康是我们每个人所希望的。如何守护健康，是当今人们最为关注的，笔者从事高压氧临床工作几十年，看到很多人未注意到缺氧的早期症状，发展到慢性缺氧性疾病，失去了早期纠正缺氧的机会，也失去了健康，在此衷心期望读者能透过本书传递的氧与健康的关系，开始注意走向健康有氧生活，远离缺氧，懂得"氧"足常乐。吸氧储蓄健康，祝大家"氧"出健康。

武连华

2015 年 8 月

# 目 录

# 第一章　氧是万物生长之源
## ——看不到、摸不着、人类一刻离不了

 自然界中氧气从哪里来？

　　自然界中氧气的主要来源是植物的光合作用。氧是由叶绿体释放出来的，叶绿体是绿色植物进行光合作用的场所。我们常见的绿色的叶片中含有叶绿体，叶绿体中含有叶绿素能吸收光能，进行光合作用，通过光合作用生成氧气。

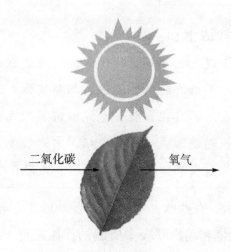

二氧化碳　　　　　　氧气

光合作用生成氧气

## 什么是光合作用？

光合作用是指绿色植物通过叶绿体，利用光能，把二氧化碳和水转化成储存能量的有机物，并且释放出氧的过程。

我们每时每刻吸入的氧和每天吃的食物，都与光合作用分不开。光合作用是一系列复杂的代谢反应的总和，是生物界赖以生存的基础，也是地球碳氧循环的重要媒介。

 ## 光合作用是怎样被发现的呢？

✳ **温馨小贴士：**

**燃素说：** 燃素说是三百年前的化学家们对燃烧的解释，他们认为火是由无数细小而活泼的微粒构成的物质实体。这种火的微粒既能同其他元素结合而形成化合物，也能以游离方式存在。大量游离的火微粒聚集在一起就形成明显的火焰，它弥散于大气之中便给人以热的感觉，由这种火微粒构成的火的元素就是"燃素"。

从 16 世纪开始，在西欧，不少研究者对加热含氧化合物获得的气体对空气在物质燃烧和动物呼吸中所起的作用进行了初期的科学实验，从而发现了氧气。也就是在人们正确认识到燃烧现象、发现氧气后，才彻底推翻了燃素说。直到 18 世纪中期，人们一直以为植物体内的全部营养物质都是从土壤中获得的，并不认为植物体能够从空气中得到什么。

1771 年，英国科学家普利斯特利做了如下的实验：①将点燃的蜡烛与绿色植物一起放在一个密闭的玻璃罩内，蜡烛并不容易熄灭；②在甲、乙两个密闭的玻璃容器内，甲容器中放一只小白鼠，乙容器中放一盆绿色植物和一只小白鼠，分别给予足够的光照，发现在乙容器中的小白鼠存活时间要比甲容器的小白鼠长许多，且乙容器中的小白鼠不容易窒息而死。因此，他发现植物可以更新空气，实验说明光合作用释放氧气。

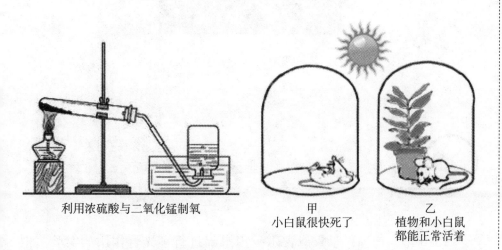

利用浓硫酸与二氧化锰制氧

甲
小白鼠很快死了

乙
植物和小白鼠
都能正常活着

1773 年，瑞典的舍勒分解硝酸盐和利用浓硫酸与二氧化锰作用亦制得氧。

1774 年，英国的普利斯特利在玻璃容器中加热氧化汞而得氧。

1777 年，法国科学家拉瓦锡（1743—1794）通过实验，真正认识到氧气，确定了空气中促进物质燃烧的气体物质是一种元素，称它为 oxygène（法文，英文为 oxygen）。"oxygen"今天我们称为氧，元素符号为 O。

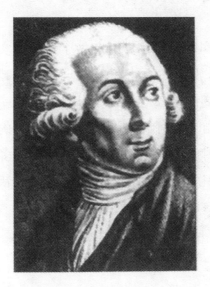

法国科学家拉瓦锡

 **4　绿色植物在哪里进行光合作用？**

　　1880 年，德国科学家恩吉尔曼用水绵进行了光合作用的实验：把载有水绵和需氧菌的临时装片放在没有空气并且黑暗的环境里，然后用极细的光束照射水绵。通过显微镜观察发现，需氧菌只集中在叶绿体被光束照射到的部位附近；如果上述临时装片完全暴露在光束下，需氧菌则集中在叶绿体所有受光部位的周围。恩吉尔曼的实验证明：氧是由叶绿体释放出来的，叶绿体是绿色植物进行光合作用的场所。

　　从此人们知道自然界中氧气的主要来源是植物的光合作用。绿色植物的光合作用吸收二氧化碳（$CO_2$）放出氧气（$O_2$），因为地球上大部分是海洋，海洋中存在大量的藻类植物，所以氧气主要来源于藻类植物的光合作用。消耗氧气的主要是生命体的呼吸作用、氧化作用以及腐蚀各种物质，植物光合作用的光反应阶段类囊体薄膜上水的光解生成还原性氢和氧气。

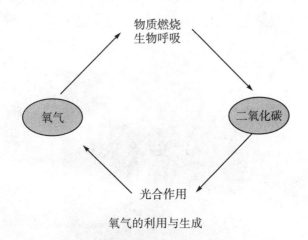

氧气的利用与生成

 **5 自然界中氧气为什么用之不绝？**

地球被70%的海洋所覆盖，而海洋中浮游生物的光合作用会不断地产生大量的氧气。海洋中浮游生物的光合作用是氧的主要来源。

浮游生物：泛指生活于水中而缺乏有效移动能力的漂流生物，在海洋、湖泊及河川等水域的生物中，自身完全没有移动能力或者移动能力非常弱，因而不能逆水流而动，而是浮在水面生活，这类生物总称为浮游生物。其分为浮游植物及浮游动物。

自然界中氧气含量基本保持不变的原因是植物的光合作用产生氧气，地球的70%覆盖着海洋，而海洋中的浮游生物不仅是大海食物链中重要的一环，更是地球上氧气供应的最大来源。浮游生物的光合作用会产生大量的氧气，海中的浮游植物含有丰富的叶绿素，人类制造的二氧化碳，经大海"吸收"后，可供给地球 70% 的氧气。海洋不仅是生命之始，更是维持生命不可或缺的一环。陆地上的绿色植物也是光合作用场所，对地球上的氧气也有贡献；冰川融化可能会释放一些氧气，但对于大气氧气含量的贡献是微不足道的。

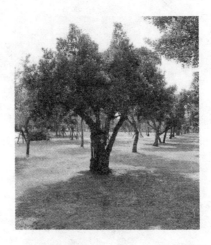

绿色植物吸收二氧化碳，释放氧气

一公顷阔叶林通过光合作用，每天可以排出七百

公斤氧气，吸收一吨左右二氧化碳。

 **6** 光合作用会永远保持不变吗？

我们已经知道海洋中的浮游生物的光合作用会产生大量的氧气，陆地上的绿色植物也是光合作用的场所，有了光合作用才使人类可以呼吸到氧。而令人类担心的是，据有关资料显示全世界的热带雨林在逐渐减少，其原因包括人类对大自然的不合理开发、利用，人类对生

态平衡的破坏，工农业发展带来的环境污染以及森林火灾等自然灾害。地球上的树木每年大量被砍伐，而造林植树的速度又远不及森林的消失；而海洋的浮游生物也会随着海洋环境的改变而改变，保护大自然、保护人类赖以生存的环境就是保护人类自己，为了我们人类世代在氧气充足的环境下生存，请保护大自然！

## 7  氧的特性是什么？

氧气是一种无色、无味、无臭的气体，可以供给呼吸，并支持燃烧，在空气中的含量为21%。

氧气是空气的主要组成部分，氧是所有元素在地壳中含量最大的，它以游离状态存在于空气中，按体积计算，空气含氧量达21%。通常条件下氧气属于非金属元素，元素符号O，原子序数8，密度1.429克/升，1.419克/厘米$^3$（液体），1.426克/厘米$^3$（固体）。熔点-218.4℃，沸点-182.962℃，化合价2，稍溶于水。氧气在空气中的溶解度是4.89毫升/100毫升水（0℃）；氧是水中生命体的基础，并以化合状态存在于水、大多数普通岩石、矿物（如氧化物、硅酸盐、碳酸盐），以及多种多样的有机化合物（如醇、酸、脂肪、碳水化合物、蛋白质）中，是地球上含量最丰富的元素之一；氧可以供给呼吸，并支持燃烧。除惰性气体外的所有化学元素都能同氧形成化合物；大多数元素在含氧的环境中加热时可生成氧化物；氧分子在低温下可形成水合晶体$O_2 \cdot H_2O$和$O_2 \cdot 2H_2O$，后者较不稳定。许多氧化合物，如硝酸钾、氧化汞等在加热后都会放出氧气，但由于氧气在平常状态下以气体形式存在，与可接触到的、可见的固体、液体不同，使人们单纯用直觉观察感受不到。

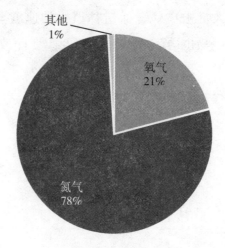

其他
1%

氧气
21%

氮气
78%

氧气在空气中的比例

 氧气的基本作用是什么？

氧气最基本的三大作用是：呼吸、助燃和氧化。

（1）呼吸：生物和植物都需要呼吸，而呼吸最重要的物质是氧，氧是人体进行新陈代谢的关键物质，是人体生命活动的第一需要。吸入的氧转化为人体内可利用的氧，称为血氧。血液携带血氧向全身输入能源，血氧的输送量与心脏、大脑的工作状态密切相关。

医疗用氧可治疗人体患病导致的缺氧，如急性重症导致缺氧（急性心肌梗死、休克、煤气中毒、急性肺部感染）和慢性缺氧性疾病（慢性支气管炎、肺气肿、慢性阻塞性肺疾病）等的治疗；环境缺氧与运动中需氧量增大时，如登山、高空飞行、宇宙航行、潜水等都需要吸入不同含量的氧。

（2）助燃

工业：氧被大量用于熔炼、精炼、焊接、切割和表面处理等冶金过程中；液体氧是一种制冷剂，也是高能燃料氧化剂；石料和玻璃产品的开采、生产和制造均需要大量的氧。

军事：氧和锯屑、煤粉的混合物叫液氧炸药，是一种比较好的爆炸材料，液体氧也可作火箭推进剂。

生活：人类生活中很多地方需要氧，通过氧助燃获取热量；我们使用的天然气、煤气也需要氧的助燃；氧与水蒸气相混，可用来代替空气吹入煤气气化炉内，能得到较高热值的煤气。

（3）氧化作用：氧气能与很多元素直接化合，生成氧化物；氧可以将葡萄糖氧化，这一作用是构成生物体呼吸作用的主要反应；在炼钢过程中吹入高纯度氧气，使氧和碳、磷、硫、硅等起氧化反应，有利于清除磷、硫、硅等杂质，提高了钢的质量。

## 9 氧在人类健康中起什么作用？

氧在人类健康中的作用是防治疾病，储蓄健康。

（1）改善缺氧，治疗疾病：人类除了依赖氧呼吸得以生存，而且在患病时需要医疗用氧，以治疗人体所患的缺氧性疾病。缺氧性疾病：①急性缺氧性疾病，如急性心肌梗死、休克、煤气中毒、急性肺部感染；②慢性缺氧性疾病，如慢性支气管炎、肺气肿、慢性阻塞性肺疾病等的治疗。非缺氧性疾病：很多非缺氧性疾病，在疾病的发展过程中引起缺氧，肾衰竭是各种原因引起肾排泄机体代谢产生的毒素发生障碍，毒素堆积在体内，引起了一些器官、组织或细胞的功能障碍；

如果影响到造血系统，会出现造血功能异常，常常出现贫血，贫血的危害是人体血红蛋白制造减少，血红蛋白是人体运送氧气的载体，血红蛋白的减少一定会引起人体各系统缺氧，出现各种不同程度的缺氧症状，必须采取给氧治疗。

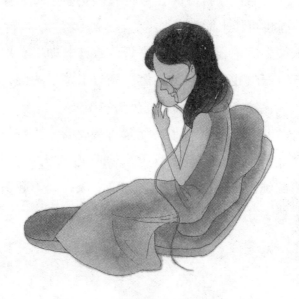

（2）预防缺氧：环境缺氧与运动中需氧量增大时，如登山运动、高空飞行、宇宙航行、潜水等都需要吸入不同含量的氧。

（3）手术用氧：深度麻醉手术时，患者呼吸抑制，人工呼吸机纯氧吸入，使得术者能顺利手术，患者不因麻醉而影响氧气的吸入。

美国的《新英格兰医学杂志》发表了一项新的研究成果。这项研究对象是奥地利维也纳医院和德国汉堡医院的 500 名患者。实验方法为将 500 名患者分成两组，每组 250 名，在整个手术期间和术后两个小时，第 1 组 250 名患者实施含 30％氧的麻醉，第 2 组 250 名患者在同一时间内接受含 80％氧的麻醉。结果第 1 组手术后有 28 人感染，而第 2 组手术后只有 13 人感染。这一实验结果提示，在手术中和手术后给患者增加吸氧量，患者术后感染危险将降低一半，分析认为手术中和术后因为增氧提高了机体的免疫能力，使患者抵抗细菌感染的能力大大提高。进行此项研究的麻醉师还报道，增加吸氧比目前所使用的所有止吐药效果更为明显，且无危险，价格低廉。氧气防止呕吐的机制可能是防止肠道局部缺血，从而阻止催吐因子的释放。

（4）健康保健：用于补充繁重脑力劳动者、老年人、孕妇和慢性病康复期患者的生理性缺氧，以及补充各种环境性缺氧的积极预防手段。同其他医疗方法和保健方法相比，氧保健属于主动积极的、直接的、快速的、安全而副作用小的健康保健手段，是积极地储蓄健康。**但目前不主张正常人在无任何缺氧的情况下吸氧进行保健，所以氧保健适合于因某种原因已经导致生理性缺氧的人群。**

 **氧保健都有哪些方式？**

氧吧：当下流行的在繁华的闹市里、在繁忙的工作之余、在离开拥挤嘈杂的环境后、在长途大巴的休息室及高速路的服务区都有为缓解疲劳、放松心情而设置的氧吧，在短暂的休息中加上氧疗是时下最及时最有效的改善生理功能、补充能量的健康保健方法。

氧气喷泉：有报道称随着人们对新鲜氧气的需求与日俱增，在美国洛杉矶等大城市，一种氧气喷泉吧随之设立。在氧气喷泉吧里，人们手持透明氧气罐，其上插了精巧的外接吸收装置，轻轻一吸，罐内的纯氧即喷涌而出。带着柠檬或其他香味的氧气可连续输送 20 分钟，吸氧已经悄然走进了人们生活和娱乐活动中。

氧气消费：在世界很多国家，与氧有关的产品不断涌现，如各种含氧水、含氧汽水、含氧胶丸等。新兴的氧气消费已形成一股新潮流。

高压氧：高压氧是治疗疾病的一种手段，在人类氧保健中有着不可替代的作用。

 **11 高压氧在保健方面有哪些作用？**

高压氧治疗属于氧疗的范畴，其有效、安全、很少发生副作用的特点，奠定了其作为保健性作用的基础，它目前在保健领域中的应用没有普及，理论上的保健作用有以下几个方面。

补充能量：作为机体产生能量的必需物质，保障人体消耗能量的补充，提供机体所需能量，如机体过度劳累产生疲劳时；脑力劳动者用脑过度，为提高工作效率或学习效率时；较大量运动后，出现乏力时。

提高免疫力：有研究证明高压氧能提高人体的免疫力，机体的免疫力是人体健康的卫士，通过提高免疫力达到预防各种疾病，保障健康的目的不失为一种积极的保健措施。

抗衰老与美容：机体的衰老、面容的老化和肌肉的松弛与人体的代谢降低、血液循环量和循环速度的减低，组织储备氧能力的下降有关。高压氧通过增加机体的代谢率、促进血液循环、增加心脏的搏血量、提高机体的氧气储备，使血氧含量提高数十倍，减缓了人体的衰老；因为皮肤代谢的增加和氧供的充足，胶原蛋白含量稳定，使皮肤细胞能保持活力；因肌肉的氧供丰富，防止了肌肉萎缩，使得肢体保持健壮。高压氧改善微循环，促进新陈代谢，促进细胞再生，促进侧支循环的建立，促进损伤及神经系统的修复，活血化瘀，使肌肤更加具有活力及弹性。

增强记忆、预防痴呆：人的记忆力和脑细胞的活力相关，而脑细胞的活力与脑的血液循环、氧供和代谢等因素密切相关。高压氧增强记忆、预防痴呆的原因主要为：①高压氧使血氧含量增加，在常规高压氧治疗压力（2个绝对大气压力）下吸入纯氧，肺泡内氧分压比平时增加约14倍；②在常规高压氧治疗压力（2个绝对大气压力）下吸入纯氧，氧的弥散半径增加2倍以上；③氧的储备增加，在常温常压下，平均每公斤组织的氧储量约为13毫升，在3个绝对大气压力吸纯氧时，平均每公斤组织的氧储量增加至53毫升，增加约4倍；④物理溶解的氧也增加13倍，脑组织的代谢率增加，所以能防止脑细胞功能的退化导致的记忆力下降和痴呆的发生。脑组织体积虽然小，但相对于其他器官，它的氧耗量是最大的，对缺氧最为敏感，增加氧含量、氧弥散、氧气的储备及溶解氧显然能保障脑组织对短时缺氧的耐受，大大减低了因缺氧导致的记忆力下降和痴呆的发生。

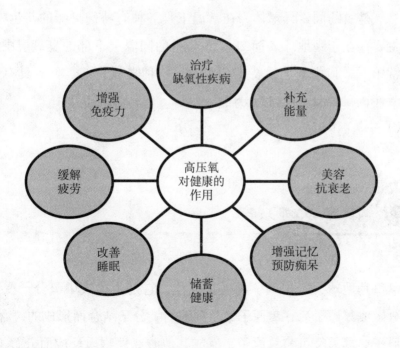

谁发现了臭氧？

1840 年，德国化学家舍恩拜因在电解稀硫酸时发现了一种特殊气味的气体，其分子量是原子氧的 3 倍，即 $O_3$，称它为臭氧。

 臭氧的特性是什么？

臭氧是氧的同素异形体，在常温下是一种有特殊臭味的蓝色气体。臭氧主要存在于距地球表面 20~25 公里的同温层下部的臭氧层中。在常温常压下，其化学性质特别活泼，是一种强氧化剂。臭氧具有强烈的刺激性，在常温下可自行分解为氧气。

 臭氧从哪来？

臭氧是地球大气中的一种微量气体，它是由大气中氧分子受太阳辐射分解成氧原子后，氧原子又与周围的氧分子结合而形成的，含有 3 个氧原子。臭氧又可与氧原子、氯或其他游离性物质反应而分解消失，由于这种反复不断的生成和消失，臭氧含量可维持在一定的均衡状态。

大气中90%以上的臭氧存在于大气层的上部或平流层，形成了包围地球外围空间的活性氧层，这厚厚的活性氧层正是人类赖以生存的保护伞，需要人类的保护。恒温层的臭氧层很高，与我们呼吸的大气层中的臭氧是两码事，其形成机制、来源及对人的影响都是不同的。

## 15　臭氧有哪些益处？

（1）臭氧层对地球生物的保护作用：它吸收太阳释放出来的可以滤过的短波紫外线，从而减少对人的危害，也使动植物免遭这种射线的危害。

（2）臭氧的杀菌作用：臭氧是世界公认的广谱高效杀菌消毒剂，在一定浓度下可迅速发挥杀菌作用，这主要依靠其强氧化作用。臭氧可杀灭细菌繁殖体、细菌芽孢、病毒、真菌，对原虫及其卵囊也有很好的杀灭作用，还可破坏细菌毒素、乙肝表面抗原等。其杀灭速度较氯快600~3000倍。近年来，由于科学技术发展，活性氧在消毒方面有了新的应用，如水、空气、物体表面、食品、蔬菜的消毒等，目前在工业和农业灭菌中也有应用。

## 16　臭氧的害处有哪些？

（1）环境污染：随着汽车和工业排放的增加，地面附近大气中的臭氧浓度有快速增高的趋势，地面上臭氧的来源与高空的臭氧层不同，是空气中的碳氢化合物及氧化氮等经过阳光的照射，经化学反应而产生。因此在有重工业的地区，如制造业、精炼加工厂、以煤做原料的发电厂等都易产生臭氧。增多的臭氧分子在地球表面附近时是一种环境污染气体，它是导致温室效应的气体之一，也是城市光化学烟雾的一种组分，有专家分析，近地面大气臭氧层将成为影响我国华北地区空气质量的主要污染物。

（2）对人类和植被的害处：世界卫生组织（WHO）的臭氧浓度的标准是小于 0.051/百万，我国的标准是 0.060~0.070/百万，美国的标准是小于 0.076/百万。研究表明，空气中臭氧浓度在 0.012/百万水平时，能刺激人体皮肤、眼、鼻、呼吸道，引起咳嗽、气短和胸痛等症状，严重地影响肺功能，原因就在于作为强氧化剂，臭氧几乎能与任何生物组织发生反应。由于活性氧对蛋白质和不饱和脂肪酸的氧化，从而损伤机体组织。吸入活性氧后，可引起呼吸加速、变浅，胸闷等症状，进而脉搏加速、头痛，严重时可发生肺气肿，甚至死亡。当臭氧被吸入呼吸道时，就会与呼吸道中的细胞、黏膜组织很快反应，导致肺功能减弱和组织损伤；作用于植物可使大豆叶片光合作用强度下降，造成减产，同时也使大豆种子蛋白质和油脂含量下降。

 **臭氧减少对人类有什么影响？**

臭氧层在大气层的上部，对人类健康起着十分重要的保护作用，它的主要作用是阻止紫外线对人体的伤害，因紫外线从多方面影响着人类健康，因此总臭氧量减少，紫外线将增多，会影响人类健康。

皮肤病：有研究证实紫外线可致皮肤病，如晒斑、日光性皮炎等。臭氧减少将造成紫外线增加，导致皮肤病。紫外线 B 波长区是致癌作用最强的波长区域，已证实，非黑瘤皮肤癌的发病率与日晒紧密相关；喜欢日光浴的人群皮肤癌的发病率增加：如加拿大自 1983 年以来，皮肤癌的发病率已增加 235%，1991 年皮肤病患者已多达 4.7 万人；澳大利亚人皮肤癌的发病率是其他地方的 2 倍；据分析：总臭氧量减少1%，基础细胞癌变率将增加约 4%，皮肤癌的发病率将增加 5%~7%。联合国环境规划署曾警告说，如果 22 世纪初臭氧层再减少 10%，那么全世界每年患皮肤癌的人数有可能达到 160 万~175 万。

免疫功能障碍：紫外线 B 波长区同时也可使免疫系统功能发生变化，诱发淋巴细胞染色体病变，导致淋巴癌；引起传染性皮肤病、麻疹、水痘、疟疾、疱疹、真菌病、结核病、麻风病；加速衰老；导致

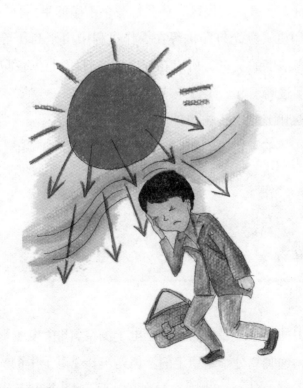

畸形儿出生。

　　白内障：臭氧可使人患白内障。有资料显示，总臭氧量减少1%，白内障患者将增加0.2%~0.6%。

 如何避免臭氧对人体的伤害？

　　（1）目前因大气正常臭氧层臭氧不断减少，而大气最低层的对流层臭氧浓度高出了危险警戒线，而对流层上面的平流层中，臭氧含量又低于警戒线。我们首先应该保护大自然和环境，减少工业、制造业的排放，把重工业搬离居民区，还我们一个干净的生活环境。

　　（2）复印机、激光打印机等在操作过程中由于高压静电和紫外线作用而产生高浓度的臭氧，所以在静电区、打印机旁，都应注意通风，避免臭氧浓度过高引起的毒性效应。

　　（3）天热阳光强时少去户外活动。

　　（4）减少不必要的开车出行，减少汽车废气的排放。

 什么是氧自由基？

　　氧分子中的氧原子最外层有8个电子围绕，8个电子形成4对，组成一个集体，这时氧分子是稳定的，但是当8个电子中的一个离开这个集体，氧分子表面就会出现一个单独的电子，这个含氧分子就不稳定了，我们把它称作氧自由基。正常情况下体内产生少量自由基属生理范围。在一般情况下，细胞不会遭到这种分子的杀害，这是因为我们人体细胞存在着大量的对抗氧自由基的物质——内源性天然的抗氧化物如脂溶性的维生素 E、水溶性的维生素、β-胡萝卜素及一些酶类，如超氧化物歧化酶（SOD）、过氧化氢酶（CAT）和过氧化物酶（POX）等，这些天然的抗氧化物能够与氧自由基发生氧化还原反应，使氧自由基被彻底清除，而只有在某些情况下，氧自由基才会有机会侵袭我们的细胞。

## 20 氧自由基是怎么产生的？

机体组织细胞正常代谢、环境变化、免疫低下、缺血缺氧性疾病等都可产生氧自由基。

（1）组织细胞的新陈代谢：细胞经呼吸获取氧，其中 98% 与细胞器内的葡萄糖和脂肪相结合，转化为能量，满足细胞活动的需要。另外，2% 的氧则转化成氧自由基。

（2）外界的紫外线和各种辐射、吸烟、酗酒、农药、工作压力、生活不规律等，使人体免疫力下降，代谢异常，生成过多的氧自由基。

（3）组织器官损伤后的缺血、缺氧：如心肌梗死、脑血栓、脑出血、脑供血不足、外伤等可产生氧自由基。

**氧自由基在什么情况下伤害人体？**

（1）正常人体有一套清除自由基的系统，但这个系统的力量会因人的年龄增长及体质改变而减弱，使氧自由基对人体的伤害作用增强，导致多种疾病的发病率增高。

（2）当人体遭受外伤、中毒或患缺氧性疾病的时候，组织处于缺氧状态，能量代谢发生障碍，细胞色素氧化酶无力将氧还原成水，氧原子便会被夺去一个电子，由无害的氧变成具有杀伤力的活性氧自由基，而我们身体里的氧自由基清除物不足以清除所有异常的氧自由基时，它几乎可以与各种物质发生作用，引起一系列对细胞具有破坏性的连锁反应，对人体造成伤害。

 **氧自由基会对人体有什么害处？**

研究发现，氧自由基的化学性质不稳定，它们在人体内到处游离，活跃且富于攻击性，就像氧化作用腐蚀金属一样。自由基对人体有种种危害，能够攻击细胞膜上的脂肪酸产生过氧化物，攻击蛋白质，使蛋白质断裂或凝集等，进而影响离子通道及细胞受体等的功能；破坏线粒体，使能量产生障碍，毁坏溶酶体，使细胞自溶；破坏 DNA 而致基因突变或致癌等，细胞也可能因此而死亡。

动脉硬化：血管内皮细胞被氧自由基侵袭后，发生脂质过氧化反应，使血管内膜遭受破坏，表面不光滑、增厚、血管变硬、管腔狭窄，即动脉硬化。身体不同部位动脉硬化引起不同疾病，动脉硬化是心脑血管疾病发生的基础。脑血管动脉硬化致脑血栓、脑出血、脑供血不足；冠状动脉硬化致冠状动脉供血不足、心律失常、心肌缺血、心肌梗死；肢体动脉硬化引起无力、肢体疼痛等；肾动脉硬化导致高血压、肾功能障碍。

缺血再灌注损伤：当血管由于某种原因（如痉挛、血栓、出血等）造成一过性缺血，但很快恢复供血时，缺血的组织会得到血液的再灌注，但当血液再灌注时氧自由基产生过多，而抗氧化剂却相对不足，就会对组织产生杀伤力，造成缺血部位的损伤。

血小板聚集：细胞膜被氧自由基氧化引起血小板聚集，血小板聚集使血流缓慢，血管不通畅，这是脑血栓、心肌梗死形成的基础。

诱发肿瘤生成：氧自由基破坏细胞膜，DNA 和蛋白质的结合物在自由基作用下可以造成多种形式的损伤，也可致基因突变或诱发肿瘤生成。

皮肤损害：氧自由基使胶原蛋白和弹性蛋白分解，皮肤松弛，出现皱纹，同时可以氧化皮下不饱和脂肪酸形成类脂褐色素，使皮肤出现晒斑、黄褐斑、老年斑等。

# 第二章 "氧"护生命

如果问你："氧是如何进入人体的?"你肯定能毫不犹豫地回答:"氧是通过呼吸经口进入人体的。"对, 非常正确, 但是问你:"氧进入人体后如何发挥作用? 人类与氧有着何种重要的关系? 缺氧会使人体发生哪些变化?"你可能就回答不准确了。这些问题将能够从这一节中找到答案。

 氧是如何进入人体发挥作用的?

氧进入人体发挥作用的过程:氧气-呼吸道-肺-肺泡-肺泡周围血管-血液循环-氧释放到组织-组织中 $CO_2$ 进入血液循环-回到肺泡-呼吸道-排出体外。

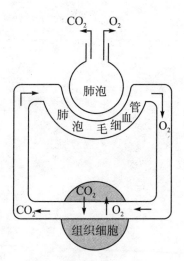

## ✳ 温馨小贴士：

**呼吸系统**：是机体与外界进行气体交换的器官的总称。呼吸系统包括呼吸道和肺。

**呼吸道**：肺呼吸时气流所经过的通道，包括鼻腔、咽、喉、气管、支气管。

**肺**：是最主要的呼吸器官，它位于胸腔内，左右各一个，左侧有两叶，右侧有三叶。肺由气管、支气管及其最小分支末端膨大形成的肺泡共同构成，是进行气体交换的场所。

**肺泡**：是人体与外界不断进行气体交换的主要部位，数目很多，外面缠绕着丰富的毛细血管和弹性纤维，各由一层细胞组成，有利于进行气体交换。

**外呼吸**：外界与呼吸器官的气体交换，称外呼吸（或肺呼吸）。

**内呼吸**：血液和组织液与机体组织、细胞之间进行气体交换，称内呼吸。

**血红蛋白**：是高等生物体内负责运载氧的一种蛋白质。

机体与外界环境进行气体交换的过程称为呼吸，气体交换地有两处，一处是外呼吸，另一处为内呼吸，人体通过呼吸呼出二氧化碳，吸进新鲜氧气。进入呼吸器官的血管含静脉血，离开呼吸器官的血管含动脉血。静脉血含氧少，动脉血含氧多。

氧气通过呼吸从呼吸道进入人体两侧的肺叶，肺是由无数的肺泡组成，人体吸气时，胸腔扩大，能牵动肺泡扩张，以吸纳更多的氧气使之进入肺泡内，肺泡周围是毛细血管，氧气在此进入肺泡周围的毛细血管内。血液中的血红蛋白是氧运输的载体，最终将氧气释放到各个器官组织中，供给各器官氧化过程的需要，而各器官组织产生的代谢产物如 $CO_2$ 则进入血液循环到肺，当人体呼气的时候胸腔缩小，使肺泡中的 $CO_2$ 从呼吸道排出体外。

氧是怎么到人体组织中的？

　　我们吸入的氧分子通过肺泡壁进入肺毛细血管中，肺毛细血管中氧分压高，氧分子与血红蛋白结合形成氧合血红蛋白（$HbO_2$），随血液循环到组织中，充分地释放所携带的氧分子到氧分压低的组织中。

　　血红蛋白从肺携带氧经由动脉血运送给组织，又能携带组织代谢所产生的二氧化碳经静脉血送到肺再排出体外，这是由于血红蛋白与氧分子的结合力随着环境中氧含量的变化而不同，在肺毛细血管中氧分压高，血红蛋白可以充分地与氧结合，形成氧合血红蛋白（$HbO_2$）；而组织中的氧分压低，氧合血红蛋白可以充分地释放所携带的氧分子到组织中，转变成为还原血红蛋白。

　　而这种作用有赖于血红蛋白的特殊结构。现知它的这种功能是在含氧丰富的肺里，血红蛋白与氧紧密结合，从而将氧运载到缺氧的组

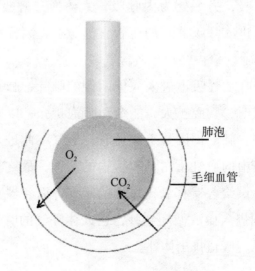

肺泡

毛细血管

织，在缺氧的组织中，血红蛋白能与氧脱离，使氧能到达缺氧的组织中。由此实现运输氧的功能，我们把这一过程叫气体交换。通过气体交换，我们可以消除疲劳，储备新的活力。

 **25** 氧进入人体后哪儿去了？

我们吸入氧气是为了产生能量，供机体活动、大脑思维和维持各器官系统正常运转。

氧气由血液运输到身体各处，然后进入到器官的组织细胞，在细胞中通过酶的作用，与葡萄糖发生反应，使葡萄糖转化为二氧化碳和水，并且放出能量，供人体运动、思考和其他的新陈代谢使用。

氧是人体进行新陈代谢的关键物质，是人体生命活动的第一需要。吸入的氧转化为人体内可利用的氧，称为血氧。血液携带血氧向全身输入能源，血氧的输送量与心脏、大脑的工作状态密切相关。血氧含量正常，并能有效地输送到心脑肾等重要脏器，使我们各器官系统工作运行良好，我们的身体才能健康。

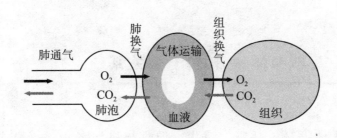

## 氧对于人类有什么作用？

有氧则有人类的生命，无氧人类将无法生存。

> ✳ **温馨小贴士：**
>
> **新陈代谢**：是生物体从环境摄取营养物质转变为自身物质，同时将自身原有组成转变为废物排出到环境中的不断更新的过程。氧是新陈代谢过程的启动元素。

氧，同阳光雨露一样，是大自然为每一个人提供的基本生存条件。一个人几天不吃东西有可能存活，而停止呼吸几分钟（也就是不吸入氧气）则会很快死亡。

生物生存的基本条件是新陈代谢，人体新陈代谢过程当中必须有足够的氧，各种营养物质必须同氧结合，才能完成生理氧化过程，产生能量，所以氧是人体新陈代谢启动机制过程中最关键的物质，是人体生命运动的第一需要。

## 氧与人体健康有什么关系？

氧是人体循环、呼吸、消化、吸收与排泄各大系统正常运转的保障。

人体健康的细胞需要糖、氨基酸、矿物质、激素、酶和氧等。人体通过有氧呼吸，把氧从血液带到组织，通过组织与血液的气体交换使葡萄糖转化为二氧化碳和水，并且放出能量，供人体运动、思考和其他的新陈代谢使用。而在维持细胞新陈代谢启动机制过程中最关键的物质就是氧，所以我们说氧是人体循环、呼吸、消化、吸收与排泄各大系统正常运转的保障。无论人体任何器官系统缺氧都会造成代谢的紊乱而发生疾病。

 **28 氧含量在人体内是否正常的决定因素有哪些？**

氧含量在人体内的正常主要取决于氧在体内的交换和运输过程。气体交换与人体的肺活量、肺泡、肺毛细血管有关，氧的运输取决于血红蛋白的功能和含量。

（1）氧气在体内交换过程与人的肺活量、肺泡、肺毛细血管有关。肺活量主要取决于胸腔壁的扩张与收缩的程度。肺活量大的人，身体供氧能力好；肺泡、肺毛细血管正常，氧便能顺利完成气体交换过程到达肺血管中，完成氧的交换过程。

（2）氧气在人体的运输过程与人体血红蛋白含量有关，正常成人男性血红蛋白量：120～160克/升；女性：110～150克/升；新生儿：170～200克/升；儿童：110～160克/升。人体血红蛋白功能和含量正常，则能通过血液循环把携带的氧释放到组织中，完成氧的运输功能。

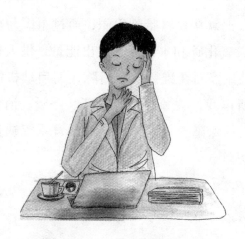

 什么病会使人体氧摄入不足或运输障碍？

影响氧的交换和运输的疾病都会使机体发生缺氧。

✿ **温馨小贴士：**

　　**肺活量：**是指一次尽力吸气后，再尽力呼出的气体总量。肺活量能够反映一个人的肺功能，肺活量随着年龄增长而逐渐增大，成年后基本不变。肺活量主要取决于胸腔壁的扩张与收缩的程度。肺活量大的人，身体供氧能力好，成年男性肺活量为 3500～4000 毫升，女性为 2500～3000 毫升。随年龄的增长肺活量会有所下降，但长期坚持体育锻炼的人，其肺活量仍能保持不变。

　　**肺功能检查：**是呼吸系统疾病的必要检查手段之一，对于早期检出肺、呼吸道病变，评估疾病的病情严重程度及预后，评定药物或其他治疗方法的疗效，鉴别呼吸困难的原因，诊断病变部位，评估肺功能对手术的耐受力或劳动强度耐受力及对危重患者的监护等方面有重要的指导意义。

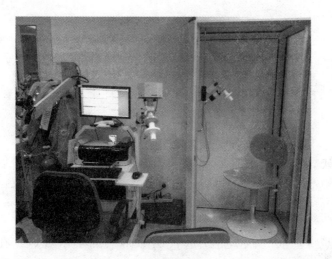

肺功能检查

（1）影响氧的交换的病变主要是胸腔、气管、肺和胸膜疾病。例如，脊柱弯曲使胸腔缩小；慢性阻塞性肺疾病、肺结核、肺不张、气胸、肺肿瘤或肺叶切除可能使胸腔扩张或收缩的范围缩小，肺活量减小；肺炎、胸膜炎等有炎性渗出也可使肺扩张受限，肺活量减小，肺功能检查异常，影响氧的交换。

（2）影响氧的运输的疾病主要是血红蛋白数量和质量的异常。

血红蛋白减少：失血，急性失血如外伤或慢性失血如消化道溃疡等。贫血，各种原因引起的贫血。

血红蛋白增多：由于骨髓造血异常、心肺疾病、肾病、血管畸形、某些肿瘤等可使血红蛋白异常增多，从而失去了正常的携氧能力。

异常血红蛋白病：血红蛋白携氧能力下降。

# 第三章　缺氧的原因和危害

日本医学博士野口英世曾说过："一切疾病的根源是缺氧。"他认为细胞的缺氧症导致心脏病。德国著名医学家、1931 年诺贝尔医学奖获得者奥图·瓦尔堡博士发现，当人体组织细胞中的氧含量低于正常值的 65%时，缺氧组织细胞就容易癌变，他因此发表了"缺氧症导致癌症"的观点。而"缺氧症引起代谢障碍"的学术观点，在现代医学中已经达成共识。

临床上很多原因都能发生机体缺氧，常见的原因有四大类，即低张性缺氧、血液性缺氧、循环性缺氧、组织性缺氧。无论哪种原因造成的缺氧，对身体产生的影响都是很大的，而且一种缺氧常常会引发其他几种缺氧，形成混合性缺氧，对机体各器官系统同时造成损伤。

❋ 温馨小贴士：

**血氧分压（$PO_2$）**：指血液中溶解的氧分子产生的张力，也称血氧张力，主要反映吸入气体氧分压的高低和呼吸功能的状况。正常人的动脉血氧分压为 80~100 毫米汞柱，静脉血氧分压为 37~40 毫米汞柱。

**血氧容量**：指血氧分压为 100 毫米汞柱、二氧化碳分压为 40 毫米汞柱、温度为 38℃时，每 100 毫升血液中血红蛋白最大限度能够结合多少毫升的氧。血氧容量反映血红蛋白的质和量，正常人为 20 毫升/100 毫升。

**血氧含量**：指每 100 毫升血液中，血红蛋白实际上结合多少毫升的氧。血氧含量是血氧分压和血氧容量的综合反映。正常人动脉血氧含量为 19 毫升/100 毫升，静脉血氧含量为 14 毫升/100 毫升。

**血氧饱和度**（$SaO_2$）：指血氧含量与血氧容量的百分比值，其大小取决于血氧分压的高低。正常人的动脉血氧饱和度为 93%~98%，静脉血氧饱和度为 70%~75%。

## **30** 什么叫缺氧？

机体组织器官的正常生理活动必须由氧化过程供给能量，当组织得不到充分的氧气，或不能充分利用氧以进行正常的代谢活动时，叫作缺氧。

## **31** 临床上缺氧有几种类型？

缺氧在临床上分为四大类，即低张性缺氧、血液性缺氧、循环性缺氧、组织性缺氧。

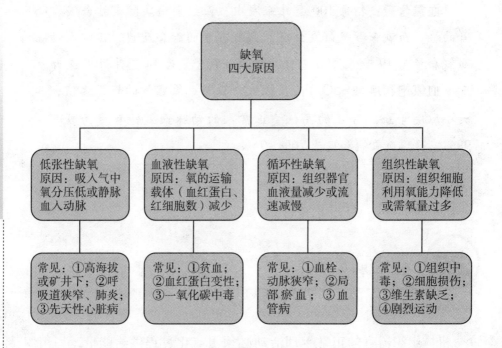

 **什么叫低张性缺氧？**

　　是指由于空气中氧气稀疏，吸入到肺泡的氧分压降低，或静脉血分流入动脉，血液从肺摄取的氧减少，以致动脉血氧含量减少，$PaO_2$ 降低，导致组织供氧不足。

　　发生原因如下。

　　（1）吸入气氧分压过低：多发生于海拔 3000 米以上的高原、高空，或在通风不良的坑道、矿井作业。

　　（2）外呼吸功能障碍：如喉头水肿、呼吸道狭窄或阻塞性疾病、胸膜炎等胸腔疾病；肺炎、肺泡与毛细血管通气或换气功能障碍；肺面积缩小或呼吸中枢疾病。

（3）静脉血分流入动脉：静脉血含氧少，当静脉血流入动脉时引起组织缺氧，多见于某些先天性心脏病。

 **什么叫血液性缺氧？**

由于血红蛋白量和红细胞数减少，使动脉血氧含量降低或氧合血红蛋白释放氧不足，引起的供氧障碍性缺氧称为血液性缺氧。

发生原因如下。

（1）贫血：由于血红蛋白量和红细胞数减少，使其携带氧的数量减少，毛细血管处氧分压降低，导致氧从毛细血管向组织的弥散速度减慢，释放供给组织的氧减少。

（2）血红蛋白变性：亚硝酸盐等中毒时，血红蛋白中的二价铁在氧化剂作用下氧化成三价铁，形成高铁血红蛋白血症，使血红蛋白丧失携带氧的能力，造成缺氧。大量食用含硝酸盐的腌菜中毒，是肠道细菌作用下将硝酸盐还原为亚硝酸盐所致。一氧化碳中毒：CO与血红蛋白结合，生成碳氧血红蛋白，失去携带氧的能力。一氧化碳与血红蛋白的结合力是氧气与血红蛋白结合力的250~300倍，而碳氧血红蛋白解离速度却是氧合血红蛋白1/3600，从而造成机体严重的缺氧。

## 什么叫循环性缺氧？

由组织器官血液量减少或流速减慢而引起的细胞供氧不足，称为循环性缺氧。

发生原因：全身性血液循环障碍见于心力衰竭、休克等。局部性血液循环障碍见于栓塞、血栓形成、动脉狭窄、局部瘀血等血管病变。

## 什么叫组织性缺氧？

组织性缺氧是外呼吸、血红蛋白与氧结合、血液携带氧过程都正常，但细胞不能利用氧，内呼吸环节发生障碍引起缺氧。

发生原因如下。

（1）组织中毒：如氰化物中毒时，各种氰化物进入人体内，氰基迅速与线粒体中氰化型细胞色素氧化酶上的三价铁结合，呼吸链中断，组织细胞利用氧障碍。

（2）细胞损伤：当大量辐射或细菌毒素作用时，线粒体损伤而导致细胞利用氧障碍。

（3）维生素缺乏：例如，维生素 $B_1$、维生素 $B_5$、维生素 $B_2$ 都参与体内生物氧化还原反应，这些维生素严重缺乏时导致细胞利用氧障碍。

（4）组织需氧量过多：如剧烈运动时，心肌耗氧量和需氧量增加而引起相对缺氧。

临床上按上述四类区分缺氧的原因，实际工作中所见的缺氧常为混合性。

## 36 各型缺氧血氧变化特点是什么？

**各型缺氧的血氧变化特点**

| 缺氧类型 | 动脉氧分压 | 血氧容量 | 动脉血红蛋白氧饱和度 | 动静脉血氧含量差 |
| --- | --- | --- | --- | --- |
| 低张性缺氧 | 下降 | 不变 | 下降 | 下降或不变 |
| 血液性缺氧 | 不变 | 下降或不变 | 不变 | 下降 |
| 循环性缺氧 | 不变 | 不变 | 不变 | 上升 |
| 组织性缺氧 | 不变 | 不变 | 不变 | 下降 |

## 37 缺氧时人体会发生哪些变化？

无论什么原因造成的缺氧都会改变机体各系统的功能和代谢状态，引起缺氧的各种症状。

缺氧的本质是细胞对低氧状态的一种反应和适应性改变。当急性严重缺氧时细胞变化以线粒体能量代谢障碍为主（包括组织中毒性缺氧）；慢性轻度缺氧时细胞以氧感受器的代偿性调节为主。

## ❋ 温馨小贴士：

**心输出量：** 心室每次搏动输出的血量称为每搏输出量，通常称心输出量。人体静息时约为 70 毫升（60~80 毫升），如果心率每分钟平均为 75 次，则每分钟输出的血量约为 5000 毫升（4500~6000 毫升），即每分心输出量。心输出量是评价循环系统效率高低的重要指标。

**人体的八大系统：** 消化系统、神经系统、呼吸系统、循环系统、运动系统、内分泌系统、泌尿系统、生殖系统。

**消化系统：** 口腔、咽、食管、胃、大肠、小肠、肝脏、胰腺。

**呼吸系统：** 鼻、咽、喉、气管、支气管、肺。

**循环系统：** 心脏、毛细血管、动脉、静脉。

**运动系统：** 骨、骨连结、骨骼肌。

**泌尿系统：** 肾、输尿管、膀胱、尿道。

**生殖系统：** 女性：输卵管、前庭大腺、外阴、卵巢、子宫、阴道。

男性：输精管、尿道、阴茎、附睾、睾丸、精囊、前列腺、射精管、阴囊、尿道球腺。

**神经系统：** 脑、脊髓、脑神经、脊神经。

**内分泌系统：** 垂体、甲状旁腺、甲状腺、胸腺、松果体、肾上腺、胰岛、卵巢、睾丸。

**交感神经、副交感神经：** 调节心脏及其他内脏器官的活动的两组神经。交感神经的活动主要保证人体紧张状态时的生理需要，其神经系统的活动比较广泛，刺激交感神经能引起腹腔内脏及皮肤末梢血管收缩、心搏加强和心跳加速、瞳孔散大、疲乏的肌肉工作能力增强，使人兴奋；功能相反的是副交感神经，副交感神经兴奋时则使人心搏量减少、心率减慢、瞳孔缩小、进入睡眠状态。人体在正常情况下，两组神经处于相互平衡制约中。

ATP：中文名称为腺嘌呤核苷三磷酸，又叫三磷酸腺苷，是肌肉活动唯一的直接能源，它是一种含有高能磷酸键的有机化合物，它的大量化学能就储存在高能磷酸键中，其中以肌细胞为最多。ATP是生命活动能量的直接来源，但本身在体内含量并不高。

需氧量：是指人体为维持某种生理活动所需要的氧量。通常以每分钟为单位计算，正常人安静时需氧量约为250毫升/分。运动强度越大、持续时间越短的运动项目，每分需氧量则越大；反之，运动强度较小、持续时间长的运动项目，每分需氧量少，但运动的总需氧量却大。

## 38　神经系统缺氧时有哪些变化？

神经系统对于缺氧最为敏感。脑是神经系统的指挥部，在人体各器官中对氧的需求量最大。脑的重量只占体重的2%~3%，而脑的耗氧量却占人体总耗氧量的20%~30%，心脏输出血量的15%都供给了脑，因为脑组织对缺氧的耐受能力最低，如果脑的供血供氧完全中断，在8~15秒内就会丧失知觉，6~9分钟就会造成不可逆转的损伤。

## 39　神经系统缺氧有什么表现？

轻度缺氧表现为：晨起后精神差、打哈欠、整天感觉疲倦、记忆力变差、失眠、多梦。

中度缺氧表现为：注意力不能集中、工作能力下降，可出现烦躁、幻觉等精神异常，定向能力障碍、运动不协调，患老年痴呆症。

动脉血氧分压下降到 30～50 毫米汞柱时，大脑皮质功能发生严重障碍，表现为意识障碍、惊厥、昏睡或昏迷，以至死亡。

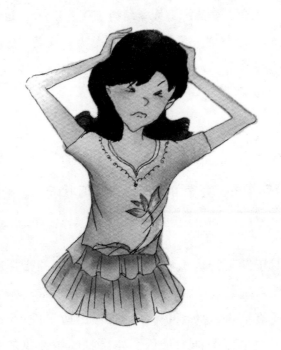

 **40 呼吸系统缺氧有什么变化？**

肺组织血管收缩，肺动脉压力升高，肺内血管壁中层平滑肌肥大、增厚以及弹力纤维和胶原纤维增生使血管的管径变小、血流阻力增加，导致心脏输出血液时压力增加，右心室肌肉肥厚，最终导致肺源性心脏病，即肺心病。

## 呼吸系统缺氧有什么表现？

可有口腔炎症、牙周炎、反复发作的咽炎、气管炎、支气管炎等疾病及胸闷、憋气、气喘等症状，检查时可见到患者口腔溃疡、牙龈肿胀、萎缩、咽红肿；哮喘反复发作、肺气肿；胸廓呈桶状（胸的前后径增大）、手指像杵状。

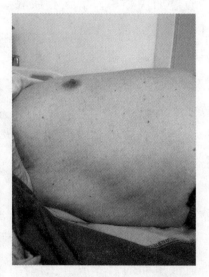

桶状胸（前后径大于左右径）

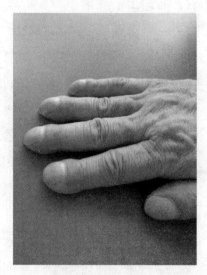

杵状指（手指头粗大）

**42** 循环系统缺氧有什么变化？

主要表现为心输出量增加、血流分布改变、肺血管收缩、毛细血管增生等。

（1）心脏排血量增加：缺氧后，心脏会加速输出血液，心输出量增加可提高全身组织的供氧量，以代偿组织的缺氧。有报道进入高原（6100米）30天的人，其心输出量比平原居民高2~3倍。在高原久住后，心输出量逐渐减少。心输出量增加是通过加快心率，增强心肌收缩力、胸廓呼吸运动及心脏活动，使静脉回流量增加而达到的。

（2）血流分布改变：缺氧时，人体启动自动调节机制，血流重新分布，用以保护最重要器官的血液供应。急性缺氧时，皮肤、腹腔内脏交感神经兴奋，缩血管作用占优势，故血管收缩；而心、脑血管因以局部组织代谢产物的扩血管作用为主，故血管扩张，血流增加。这种血流分布的改变显然对于保证生命重要器官氧的供应是有利的。

（3）肺血管收缩：肺的血管床十分丰富，肺血管在缺氧时收缩以保证心、脑血管的血流，同时肺血管收缩可以减少渗出，达到减轻缺氧引起的肺水肿的作用。

（4）毛细血管增生：毛细血管直接将血液里面的营养成分供应给组织，使组织得以利用，缺氧会反射性地引起毛细血管的增生，以增加血管数量达到供给组织更多的氧的目的。

**循环系统缺氧有什么表现？**

慢性轻度缺氧：经常头晕、心慌、胸闷、憋气，高血压、糖尿病药物控制不好。

严重缺氧：重度头痛、胸闷、憋气严重、心前区疼痛、周身无力、意识模糊或意识丧失等。

 **消化系统缺氧有什么变化？**

机体缺氧时，首先是保证心脑肾等重要器官的供血，所以消化道如胃肠的血供就会减少，这样就影响到了消化功能，使胃肠黏膜糜烂出血、肠黏膜屏障功能破坏导致胃肠功能紊乱、肠蠕动功能异常、胃肠炎症，甚至发生中毒性肠麻痹、严重的消化道出血；肝脏功能因缺氧而代谢障碍，可出现肝脏功能异常、胆囊炎、胆石症、胆红素分泌异常等。

 **消化系统缺氧有什么表现？**

食欲下降、胃胀、胃痛、反酸、嗳气、恶心、呕吐、厌食、腹胀、腹泻或便秘，严重的可发生呕血或便血；反复发作性腹痛、发热、面色发黄或晦暗，甚至全身黄疸。

 **运动系统缺氧有什么变化？**

我们人体能保持正常的站立行走，全靠发达的骨骼和肌肉，骨骼和肌肉之所以能提供给我们能量是因为有充足的氧，肌肉通过利用氧把它转换成我们所需的能量供我们使用，人体各组织器官的需氧量不同，一旦缺氧，肌肉的代谢就从正常有氧代谢转化成无氧代谢。如果骨骼肌肉因为缺氧出现异常代谢，就会导致骨质异常增生，脊柱、关节、滑囊、腱鞘炎症，股骨头坏死，肌纤维变细、变脆、易断裂，严重者肌肉萎缩等。

 **运动系统缺氧有什么表现？**

有四肢无力、关节痛、腰腿疼痛、容易抽筋、行走无力等症状，易患颈椎病、腰椎病。

泌尿生殖系统缺氧有什么变化？

慢性缺氧容易引起泌尿系统感染，长期感染甚至导致肾萎缩、肾功能异常。急性严重缺氧可直接导致肾衰竭。男性前列腺增生、肥大。女性年轻者可出现月经紊乱、孕期流产、早产、胎儿发育异常；老年女性可出现盗汗、失眠、烦躁、性激素分泌异常、代谢紊乱等。

 泌尿生殖系统缺氧有什么表现？

尿急、尿频、尿痛；男性排尿困难、尿不尽、尿等待，女性月经紊乱、附件炎症、子宫肌瘤，严重者面色晦暗、腰酸痛、眼睑和下肢水肿、尿少或无尿，需要透析治疗。

 内分泌系统缺氧有什么变化？

内分泌系统缺氧的主要变化是内分泌紊乱。胰岛素分泌异常引发糖尿病或血糖不稳定；甲状腺分泌异常引发甲状腺功能亢进或甲状腺功能低下；垂体激素分泌异常引发儿童生长发育迟缓、血压异常、血脂异常及性激素分泌异常。

## 51 内分泌系统缺氧有什么表现？

　　甲状腺分泌甲状腺素亢进引起情绪不稳、易烦躁、发脾气，或分泌甲状腺素低下致淡漠无欲、食欲下降、水肿、心率缓慢、失眠、易感冒；胰岛分泌胰岛素功能下降引起糖尿病、血糖高或不稳定；肾上腺激素分泌异常导致血压升高或不稳；高血压和高血糖可引起血脂代谢异常，继而血脂代谢异常诱发高脂血症；生长激素缺乏症使儿童身高不长，性激素分泌异常可发生性欲异常；全身免疫力低下可出现皮肤营养代谢异常、口腔溃烂、牙龈出血、头痒、头皮屑多、皮肤苍白或发绀、伤口不易愈合。

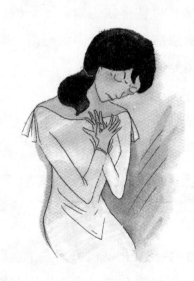

# 第四章　缺氧与人体亚健康的关系

氧代谢的平衡对于机体的生理功能和代谢过程极其重要，急性严重的缺氧容易被人们发现，而慢性缺氧使人体某些生理功能发生了变化，尚未造成病理性损害，如不及时纠正，会向病理性损伤转化。

❀ **温馨小贴士：**

**亚健康：** 世界卫生组织定义亚健康为无器质性病变的一些功能性改变，是人体健康和疾病之间的过渡阶段，虽然生理上没有器质性疾病，但主观上却有许多不适的症状表现和心理体验，也称为"机体第三种状态"、"灰色状态"。亚健康介于健康与疾病之间，是一种生理功能低下的状态。

**缺氧诱导因子：** 机体对于低氧或者缺氧有一定的适应能力。缺氧诱导因子是细胞协调缺氧变化的最主要的调节因子，广泛存在于哺乳动物各种组织细胞中，是一种介导哺乳动物细胞内低氧反应的核转录复合体，其表达调控与某些疾病的病理生理过程密切相关。

**细胞凋亡：** 目前研究认为，人的细胞死亡有两种方式，即细胞坏死与细胞凋亡。细胞凋亡不仅是一种特殊的细胞死亡类型，也是细胞的一种基本生物学现象，在多细胞生物去除不需要的或异常的细胞中起着必要的作用。它在生物体的进化、内环境的稳定以及多个系统的发育中起着重要的作用。凋亡过程的紊乱可能与许多疾病的发生有直接或间接的关系，如肿瘤、自身免疫性疾病等。能够诱发细胞凋亡的因素很多，如射线、药物等。而人的部分生理结构属于自然凋亡，如人的有尾阶段，尾部在发育过程中自动凋亡。

**有氧运动：**是指以有氧代谢为主的运动，是低强度、长时间、有规律的运动。比如，走路、慢跑、匀速游泳、骑自行车、跳舞等。

**钠–钾泵：**实际上就是一种酶，存在于动植物细胞质膜上，作用是保持细胞内的钠–钾离子的正常转运，转运离子需要耗氧、耗能量，能量由 ATP 提供。

 **什么是亚健康？亚健康是怎么形成的？**

　　人体内外环境的改变使我们不知不觉地进入了亚健康状态，据报道我国北京、上海、天津等城市亚健康的发病率高达 70%。

　　人体健康状态的保持需要各种生理功能正常，如果生理功能受到某些因素的影响出现功能下降或紊乱，而机体不能经过调节使之平衡就会发生病理变化，就是我们说的得病了；在生理功能出现问题，但还没有出现病理变化这一阶段可以理解为亚健康状态。亚健康状态的发生多与人体内外环境的改变相关。有研究认为：①社会环境因素、心理因素（如高负荷工作、疲劳及紧张等）与亚健康有关；庞静等在亚健康分布及危险因素分析中发现精神紧张、工作繁重、教师等都是重要的发病因素；②杨姗姗在一项高校女性教职工亚健康调查中分析后得出，从事教师工作的人亚健康发生率较其他工作性质者发生率高，压力大是导致亚健康的主要因素，包括了工作压力、精神状况、情志状况及环境因素；③乔小杉等在对高校教师亚健康状态的测评及分析研究中发现脑供血不足、恶性疲劳、神经衰弱等占了相当高的比例，其中一份资料显示越是低年资老师其亚健康状况越差，可能这部分老师承受了更大的家庭、晋升、教学等压力。

从上述相关因素分析在目前我国经济高速发展，自然生活环境的变化使高楼多了、绿色植物少了；汽车多了、道路拥堵了；人多了，工作的竞争大了；科技发展了，工作负荷超载了、疲劳过度了、精神过度紧张了；我们的食品极大地丰富了，但食品安全问题出现了等，这一切使我们被动地进入了一个非正常生理的环境，很容易导致生理功能的变化，而进入亚健康状态。

 **53 目前我国亚健康状况是怎样的？**

亚健康可见于各个年龄、不同职业人群，其中脑力工作者（白领）是亚健康的高发群体。中科院一份调查资料显示，我国知识分子平均寿命仅为 58 岁，低于全国平均寿命 10 岁左右，有权威机构曾对职场人员进行健康调查：在所调查的被访者中，真正健康的人不到 10%，我国北京、上海、天津等城市亚健康的发病率高达 70%。据有关调查统计，上海成为最"缺氧"城市，得票率达到了 31.92%；北京虽然位列第二，但得票率仅为 14.76%，比上海少了 16 个百分点，位列第三和第四的分别是深圳和广州。在谈到城市"缺氧"问题时，人才集中、竞争激烈成为被访者提到最多的因素，而嘈杂的环境（就餐环境、工作环境和生活环境）是评价一个城市"缺氧"的第二大因素。

## 54 缺氧与亚健康有什么关系？

当机体处于缺氧状态时，能量（ATP）产生会发生匮乏，从而使机体利用 ATP 来完成正常的生理活动发生障碍，出现一系列生理功能低下或紊乱的现象，而这种紊乱正是亚健康所处的生理状态。

前面我们提到过，氧是机体新陈代谢过程中的必需物质，缺氧是许多疾病的发病基础，当机体处于缺氧状态时，能量（ATP）产生会发生障碍，从而使机体利用 ATP 来完成正常的生理活动发生障碍，出现一系列生理功能低下或紊乱的现象。

实验研究发现：①缺氧使大鼠 ATP 的合成减少，细胞的酸碱代谢、细胞的钙通道、溶酶体的释放等异常；②缺氧使亚健康者血黏度增加，血黏度增加直接会影响血流速度，影响血红蛋白运输氧的能力。

轻度缺氧时，直接影响到细胞膜的钠-钾-ATP 酶（泵）功能，使细胞内的钠离子不能及时转出，引起细胞内水肿，而细胞外的钾离子也不能及时输送到细胞内，致使细胞内钾离子浓度降低，细胞的兴奋性和传导性会下降，不能或不能正确完成一个正常的传导过程。当影响到细胞膜的钙通道或氧自由基增多，线粒体功能下降甚至肿胀破坏等，使 ATP（能量）的产生进一步减少。

持续缺氧时，缺氧诱导因子增多，缺氧诱导因子对缺氧非常敏感，参与许多缺氧反应的调节，可致细胞膜损伤，细胞活力降低，甚至细胞核固缩、脱落、凋亡。

**现代人缺氧导致亚健康有什么依据？**

目前的研究显示：①由于我国空气质量在很多城市普遍存在不良状况，空气中污染物增多，而空气中的含氧量不足，封闭的工作空间，长期处于高电磁辐射的环境中，繁重的工作压力以及不良的生活方式，加之紧张的脑力劳动耗氧量又较大，使现代人长期处于缺氧的亚健康状态，缺氧导致人类衰老的年龄在提前。②脑力劳动者如计算机从业人员、学生、老师、科研工作者、写字楼工作人员等，大脑长期处于高速运转状态，脑耗氧量将会远远高于 20%，而你的心肺功能并没有改变，当超过生理调节极限后，由于耗氧增加引起的相对性缺氧。③有研究分析 168 例失眠者脑功能，认为存在大脑兴奋度过高，消耗了大量能量，有脑缺血缺氧的倾向。④上海有报道认为吸氧是改善亚健康问题的最有效的方法，支持缺氧是引起亚健康的主要原因之一有以下几点理由：亚健康好发于脑力工作者；亚健康主要表现为耗氧最大、氧储备最少的神经系统不适感；采用改善缺氧的治疗思路治疗有效。

**你是否处在亚健康状态？**

亚健康是可以通过自测来初步判断的，早期是可以自我调理的。

亚健康的症状可见于身体的各个系统，但集中表现在耗氧量最大、氧储备最少的中枢神经系统，脑的重量占体重的 2%~3%，但生理状态下脑的耗氧占全身总需氧量的 20%，所以脑是全身耗氧最大的器官，而脑组织氧及葡萄糖的储备非常少，需要连续不断的血液供应，从而脑对缺氧最敏感，一旦出现轻微缺氧，脑部症状出现的最早如易疲倦、注意力不集中、记忆力减退、思维迟钝、工作能力下降、头疼头昏、情绪不稳定、心烦意乱、失眠多梦、嗜睡等。如果缺氧不能得到及时纠正，才会逐渐出现其他系统不适，如胸闷憋气、心慌气短、乏力、视力下降、耳鸣、咽喉异物感、手足发凉或麻木感、食欲下降、便秘、易晕车、皮肤过敏等。

### 亚健康自测表

| 部　位 | 症　状 | 计分 |
|---|---|---|
| 神经系统 | 注意力不集中、记忆力下降、头疼、头晕、失眠多梦、嗜睡、工作能力下降、厌职情绪 | 8 分 |
| 呼吸系统 | 胸闷、憋气、易感冒 | 3 分 |
| 循环系统 | 心悸、心前区憋闷、血压波动 | 3 分 |
| 消化系统 | 食欲下降、腹泻或便秘、胃饱胀感 | 3 分 |
| 运动系统 | 乏力、肌肉酸痛、骨关节痛、手足麻木或发凉 | 4 分 |
| 免疫系统 | 易过敏、反复感冒 | 2 分 |
| 内分泌及其他 | 心烦意乱、月经紊乱、盗汗、皮肤干燥、肤色晦暗、视力下降、耳鸣 | 7 分 |

注：以上症状偶尔短暂出现，不计分；反复或经常出现尤其是逐渐加重或症状越来越多应该计分。共 30 分，结果在 10 分以下应提高警惕，注意自查；10～20 分为早期亚健康状态，应立即分析原因，进行调理，以防进入亚健康状态；20 分以上你已进入亚健康状态，需要进行亚健康治疗。

**发现亚健康你该怎么办？**

（1）合理膳食：合理、均衡的饮食，包括三餐安排合理、营养合理。

（2）合理生活和工作：根据自己的工作时间合理安排起居时间，要尽量做到规律化。"早晨一杯白开水"开始一天新的代谢过程；伏案学习或工作者应该一个小时左右活动一次，做些简单的肢体放松运动，根据自己的工作性质、工作环境及以往工作感受，一定时间后（如1~2小时）就应主动到室外或空气流通的地方休息几分钟，在电脑前不要时间过久；每天保证饮水2500~3000毫升（包括进食含水）；中午吃完饭也不要马上坐下来，可以在办公室内外随便散散步；午间休息适当打个盹，听听音乐，让紧张的神经稍事放松；业余时间，每天至少运动30分钟，跑步、散步、爬楼、做仰卧起坐、骑自行车、游泳等运动都是不错的选择。

（3）注意室内环境：注意通风、办公室内最好放置有益健康的绿植、人多空间狭小的办公室根据条件最好添置空气净化器。

（4）合理有氧运动：有氧运动是亚健康的最佳对症治疗方法，要求持续一定时间、达到一定强度，一般每天1次、每次锻炼1小时左右，可以自我监测心率来控制强度，你认为最劳累时心率增加30%~50%为佳，合理的有氧运动可以充分调动身体的调节潜能，排出体内的代谢废物，随着呼吸的加深加快，吸进大量的氧气并快速带走肺内的二氧化碳，从而增加了心肺功能。慢跑和快走就是我们日常生活中最常见的有氧运动，可谓老少皆宜。尽量每日保证日照。

（5）保证睡眠质量：人在清醒状态下的耗氧量要远远高于睡眠状

态时，所以睡眠质量差反过来又会增加耗氧、进一步加重缺氧，最后形成失眠-缺氧-失眠的恶性循环。这时单一靠自我调节很难走出这种恶性循环怪圈，迅速有效的调节首先应合理安排睡眠时间，晚上要在10：30到11：30入睡，一般最好不超过晚12：00，如果特殊情况也不要连续熬夜，这样会打乱人体的生物钟，继而导致亚健康的发生。其次睡前2~3小时不要吃东西，尤其导致易兴奋的食物或饮品如辛辣食物、咖啡、浓茶等。因为食物在胃内排空的时间要几个小时，当我们入睡时，胃还在蠕动势必会影响入睡，刺激性的食物和饮品会刺激神经使之兴奋，使大脑无法进入抑制状态。睡前1~2小时不能玩游戏，还不要看使人兴奋、恐惧或激动的内容如电脑或书籍，这些都会使我们负责睡眠的神经——副交感神经不易兴奋，我们就难以入睡。

（6）注意自我解压：现在我国处在经济高速发展的时代，无论你是学生还是大小企事业单位的领导或员工都会面临着不同的压力。"人没压力轻飘飘，井没压力不喷油"正像铁人王进喜说的那样，压力就是动力，只有有了动力才能向前、向上，离我们的目标更近。正视压力，别让压力成为发展路上的绊脚石，学会给自己减压，把压力当动力，让你的心快乐起来才能远离亚健康。

1）学生解压：快乐学习，健康成长。不要把分数看得太重，其实能力是最重要的，高分不等于高能力。树立自信，自信是通往成功的原动力，自信能够令你超常发挥。遇到困难要冷静思考，可以请教同学、老师和家长，战胜了困难会给你带来更多的自信和喜悦感。把学习和生活中遇到问题当做能力的培养，你一定会快乐地解决它。学生解压顺口溜：

快乐学习，健康成长；

分数高低，不受影响；

全面学习，能力培养；

锻炼身体，体格健壮；

走向社会，才能发光。

2）职场解压：职场上竞争激烈，而压力升高可导致内分泌紊乱。正确对待压力是职场解压的关键。对事物抱持着向前看和积极的态度，给予人生向上的希望。上班族应该有正确的减压规划，首先应理清造成压力的根源，及时调整精神状态，不要放任压力情绪的发展，学习转移和释放压力，可尝试通过适当的休息、放松、体育运动或跟朋友聊天、积极发展个人爱好等多样化的途径来达到减压的目的。

3）解压食品：自觉压力大时，可尽量多吃些有助于放松身心的食物，帮助自己缓解压力。营养学家把常见的"解压食物"分为五类：

第一类，富含 B 族维生素的食物：B 族维生素是克服压力的主要营养素，B 族维生素包含维生素 $B_1$、维生素 $B_2$、维生素 $B_6$、维生素 $B_{12}$、叶酸、菸酸，这些都是精神营养素，许多营养学家将 B 族维生素视为"减压剂"，其可以调整内分泌系统、平复情绪、舒缓神经。全谷类、酵母、深绿色蔬菜、低脂牛奶以及豆类等，都是良好的富含 B 族维生素食物。

第二类，富含维生素 C 的食物：维生素 C 可协助制造肾上腺素，来对抗精神压力。柑橘类水果和番茄是维生素 C 的最佳来源，樱桃、柠檬、哈密瓜、葡萄等都是高维生素 C 食物。

第三类，富含钙的食物：钙除了是保持骨质必备的营养素之外，它还是天然的神经稳定剂，能够松弛紧张的神经、稳定情绪。补钙的最佳食品当属牛奶、酸奶及奶制品，它们除含钙高外还被公认为是天然的神经系统稳定剂；还有许多坚果类食物如杏仁、瓜子、核桃、榛子、胡桃等；大豆是高蛋白食物，豆类含钙量也很高，如红豆、黑豆、芸豆、豆腐及豆制品，500 克豆浆就含 120 毫克的钙；还有各种海产品如小鱼、小虾、虾皮都是含有较多钙质的食物；蔬菜类含钙高的有小油菜、小白菜、芹菜等；杂碎的动物骨头汤也含钙。但需要注意的是补钙时应避免吃过多盐，否则吸收量也减少，而钙的排出量也就增多。

第四类，富含镁的食物：镁和钙都是可以让肌肉放松的营养素，能稳定不安的情绪。香蕉、豆子、洋芋、菠菜、葡萄干等食物的含镁量较高。

第五类，富含纤维的食物：长期生活在压力下，肠蠕动减少，很容易发生便秘。最好多吃富含纤维的糙米、豆类、蔬菜，以及水溶性纤维含量高的木瓜、加州蜜枣、加州梅、柑橘等食物，有助于排便。

 **职场工作远离亚健康要做到什么？**

（1）环境要营造，工作才轻松：工作环境对于每一个职场工作者来说都是十分重要的，因为每天工作的时间都在这个环境中，良好的工作环境使人心情舒畅，工作效率提高。办公室光线要适宜，室内保持干爽，经常开窗通风，养盆绿色植物，有条件的可在室内放置空气净化器，以保证良好的空气质量。办公桌前摆放你平时喜爱的图片，选择轻松愉快的内容，放松一下时看一看，也能起到舒缓神经的作用。

（2）工间要休息，精神能放松：职场工作者离不开电脑，减少电脑的危害也是解压的一个方面，电脑对人体生理和心理方面的负面影响已日益受到人们的重视。首先要注意正确的操作姿势，将电脑屏幕中心位置安装在与操作者胸部同一水平线上，减少因坐姿不正确导致身体局部血液循环障碍，还要避免长时间连续操作电脑，在电脑前连续工作1~2小时后应该休息几分钟，最好到室外活动，如实在不能离开，坐在椅子伸个懒腰、头部转圈、上肢屈伸、活动腰腿等片刻，再继续工作能放松一下紧张的精神。

（3）劳逸要结合，健康得保证：生活规律化是保障健康的关键，每日必须保障足够的睡眠，根据人体生理需要，一般情况下，晚 12 点以前必须入睡，否则日积月累的不规律睡眠，最终将生物钟打乱，导致亚健康的发生。同时，紧张地工作一段时间后必须适当休息，可以周末与家人郊外出游或节日驾车与朋友一起聚会，身临美丽的大自然，把工作的烦恼与辛苦忘掉，使快乐与幸福与你相伴。适度的休息可以缓解和释放压力，恢复机体的代偿功能。

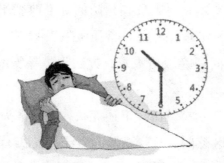

（4）心态要调整，职场乐融融：职场工作，坎坎坷坷，难免有挫折和失误，也少不了烦恼和苦闷，只要调整好心态，保持奋发进取的精神状态，把克服困难看作对自己能力的培养、坚信失败是成功之母，就一定能不断进取，你也一定能享受其中的乐趣。

 **59** 亚健康如何补氧治疗？

氧是机体代谢之源，缺氧又是亚健康的重要原因之一，补氧显然应该是一种有效地改善亚健康的手段。吸氧的方式可以根据不同的亚健康状态来选择。

（1）亚健康前期：有轻度疲劳感，有时失眠，对工作的热情和积极性不如以前，食欲下降等，建议你多关注身体状况，注意环境有无缺氧情况，根据天气情况，经常开窗通风，注意体育锻炼，多到郊外空气好的地方旅游，使自己从亚健康前期恢复健康，远离亚健康状态。

（2）亚健康早期：出现注意力不集中、多梦、失眠或嗜睡、工作能力下降、易感冒、腹泻或便秘、胃饱胀感、乏力、血压波动、骨关节痛、心烦意乱等症状，首先你应该到医院进行相关检查，除外器质性疾病，同时按照上述亚健康自我预防的标准改变平时不正确的生活方式和工作方法，再尽量保证每日常压吸氧1~2次，每次半小时，一般选择中午休息时间和晚饭后吸氧，方法为鼻导管或面罩，用氧气袋或制氧机方式均可。

（3）亚健康状态：持续出现上述症状，并经常头痛、头晕、胸闷、憋气、心悸、心前区憋闷、月经紊乱、盗汗、皮肤干燥、肤色晦暗等，在医院检查没有任何器质性病变，可选择氧疗，包括常压氧治疗和高压氧治疗。常压氧治疗可参照亚健康早期治疗，根据情况适当增加次数；高压氧治疗每日1次，每次2小时，连续治疗10次为1个疗程。

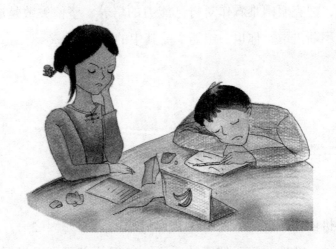

# 第五章 你缺氧吗？

人可以几天不吃饭，但几分钟都不能缺氧。虽然氧这种物质看不见、摸不着，却充满在我们每个人的周围，是维持我们正常的生命活动最重要的元素之一，氧是代谢功能的关键物质，氧是生命运动的能源。有氧才有生命，无氧人类无法生存。对于人体来讲，不仅是不能缺氧，即使是氧含量降低一些也会造成危害，但每当你缺氧时，你都能感受到吗？

❀ 温馨小贴士：

**羊水**：是指母亲妊娠时子宫羊膜腔内的液体。在整个妊娠过程中，它是维持胎儿生命所不可缺少的重要成分。

**羊水栓塞**：是由于羊水及其内有形物质进入母体血液循环引起的病势凶险的产科并发症，临床上较少见，但死亡率较高。病因多为子宫收缩过强或呈强直性，宫内压力高，在胎膜破裂或破裂后不久，羊水由裂伤的子宫颈内膜静脉进入母体血循环所致。

**胎盘**：是母体与胎儿间进行物质交换的器官，是胚胎与母体组织的结合体。胎盘一般是在胎儿从产道娩出以后 5~15 分钟，最晚不超过 30 分钟娩出体外。

**拥抱反射**：是婴儿最具防御性的反射，3~4 个月以下的婴儿，当母亲或家人突然走到孩子身旁或发出响声，会发现孩子出现两臂外展伸直，继而屈曲内收到胸前，呈拥抱状，这是一种生理现象，医学上称为拥抱反射。新生儿期如这些反射减弱或消失，或数月后仍不消失，常提示有神经系统疾病。早产儿神经系统成熟度与胎龄有关。

**吸吮反射：**当用乳头或手指碰新生儿的口唇时，会相应出现口唇及舌的吸吮蠕动，是哺乳动物及人类婴儿先天具有的反射。出生后 3~4 个月自行消失，反射的异常多提示脑部病变。

**围产期：**是指妊娠 28 周到产后 1 周这一分娩前后的重要时期。

 **哪些症状预示我们身体可能出现了缺氧？**

　　表中描述的这些症状，在不同程度上揭示了身体的缺氧情况，它是用来测试你是否处于缺氧状态的方法，如果不把这些症状和缺氧联系上，很多人不会意识到自己已经缺氧，自我检测一下吧！

　　（1）根据自我症状判断缺氧。

### 慢性缺氧症候群自我诊断

| | |
|---|---|
| 1. 晨起后精神差、打哈欠、整天感觉疲倦、无力 | 10. 腰腿酸痛或不适、容易抽筋、关节痛 |
| 2. 记忆力变差、注意力不能集中、工作能力下降 | 11. 容易口腔溃烂、咽喉发炎、牙龈出血 |
| 3. 患老年痴呆症 | 12. 容易头痒、头皮屑多、皮肤苍白或发绀、伤口不易愈合 |
| 4. 失眠 | |
| 5. 经常头晕、心慌、胸闷、憋气 | |
| 6. 高血压、糖尿病药物控制不好 | |
| 7. 面色灰暗、眼睑或肢体水肿 | |
| 8. 食欲变差、经常便秘、胃炎或胃溃疡 | |
| 9. 情绪不稳、易烦躁、发脾气、易感冒 | |

　　注：症状 1~4 表示神经系统缺氧，5~6 表示呼吸循环系统缺氧，7 表示肝肾缺氧，8~9 表示胃肠及内分泌系统缺氧，10 表示肌肉骨骼缺氧，11~12 表示皮肤黏膜缺氧。

　　每一项目中有多种症状时，其中仅有 1~2 种症状算 0.5 分，多于 2 种症状算 1 分。

（2）如何分析检测结果？简单解决方法是什么？

| 检测结果 | 缺氧情况及补氧方法 |
| --- | --- |
| 1~4 分 | 表示身体内含氧量有不足的现象。<br>预防方法：常常到户外或公园内走走，呼吸新鲜空气并适度做些扩胸运动，以增强心肺功能，使机体补充充足的氧 |
| 5~8 分 | 表示体内已有轻度的缺氧表现。<br>预防方法：检查一下自己是否有不良生活习惯，应该提高警惕、加强防范，改变一下不良的生活习惯，如少抽烟、少喝酒、不熬夜 |
| 9 分以上 | 表示已患有一定程度的缺氧症候群了。<br>解决方法：你应该找医生进行相关检查以进一步确诊 |

经过上述自我检测，你有缺氧吗？可能你不大相信你已经出现缺氧的症状，一个正常人为什么会缺氧？我们来看一看你为什么缺氧？

**61　氧与人体生长和衰老有什么关系？**

人的生命过程就是衰老的过程，氧在衰老的过程中始终扮演着十分重要的角色。

一个孕育了十个月的胎儿从刚刚落地的第一次哭声就预示着胎儿时期的结束和新生儿时期的开始，就是生长与衰老的转换。有的学者认为，个体的老化是从出生时就开始了，从这种意义上说，人的生命过程就是衰老的过程。在人体衰老的漫长过程中，在众多的影响人体老化的物质中，有一种物质自始至终扮演着十分重要的角色，它就是氧。氧在人所需物质中所占比例最高，其高达 61%，其次是碳，占

20%，氢所占比例是 12%，其余如氮、钙、氯、磷、硫、氟、钠、镁和铁等所占比例都很小。

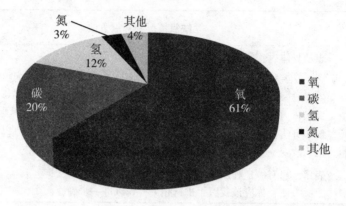

氧在人所需物质中所占比例

　　在母亲体内胎儿的肺是没有呼吸的，胎儿是通过胎盘中的血液不断从母体中吸取氧和各种营养物质。一个呱呱坠地的新生儿，当他第一声哭叫时，肺组织第一次打开，好像在向世界宣告，我来了，而这世界迎接他的第一个礼物就是氧气，氧气进入新生儿的肺中，将肺泡打开，此时此刻起一直到生命的结束，他将一刻也离不开氧，氧在他的不断成长和衰老过程中相伴终生。氧能使幼小的生命长大，同时又因机体对氧的需求不变而因环境或人体代谢的改变、对氧的利用能力的减低而产生氧的相对缺乏，继而使机体走向老化。慢性缺氧和衰老之间是互为因果的，慢性缺氧会加速我们的衰老，同时衰老本身也会带来身体的慢性缺氧，虽然它的到来有快有慢，但最终是每个人都要面对的。1969 年，国外的学者就测出，老年人每增加 1 岁，动脉血氧分压平均降低 3 毫米汞柱。我们看看随着年龄的增加血氧分压的变化：

❖20~29 岁，血氧分压 84~104 毫米汞柱（平均 94 毫米汞柱）

❖30~39 岁，血氧分压 81~101 毫米汞柱（平均 91 毫米汞柱）

❖40~49 岁，血氧分压 78~99 毫米汞柱（平均 88 毫米汞柱）

❖50~59岁，血氧分压74~94毫米汞柱（平均84毫米汞柱）

❖60~69岁，血氧分压71~91毫米汞柱（平均81毫米汞柱）

 **62** 胎儿会缺氧吗？母亲妊娠期间哪些问题会引起缺氧呢？

　　胎儿向妈妈索取生长发育所需营养物质的重要器官是胎盘，胎盘的好坏直接决定着胎儿能否吸收到足够的营养，发育成长为一个聪明健康的孩子。当妈妈分娩后，胎盘随着胎儿娩出，它的使命也宣告终止；胎儿的氧供也来自母体，母亲含有氧和营养物质的新鲜血液通过胎盘运送到胎儿的脐动脉，脐动脉的新鲜血液循环到胎儿的全身，而被组织细胞摄取了氧和营养物质的胎儿静脉血液，含氧量低，再通过胎盘到脐静脉，从脐静脉回到连接母亲的胎盘。胎儿缺氧是新生儿染疾或夭折及儿童智力低下的主要原因。

　　由此可以看出，母亲血液中的氧是否缺乏决定胎儿是否缺氧。母亲缺氧，血氧含量下降，胎儿血液中的氧含量自然下降，母亲妊娠期间哪些问题会引起缺氧呢？

　　（1）妊娠晚期，胎儿体积增大，母亲腹腔内容物增加，使腹腔向上挤压胸腔，胸腔被缩小，肺组织在胸腔所占的容积变小，肺泡不能充分打开，母亲吸氧时肺活量减少，吸入的氧气自然就减少，而到了妊娠晚期，母体的负担增大，对氧的需求增加，而胎儿随着器官发育和成熟、体重的增加也需要更多的氧供。一方面是吸入氧的减少，另一方面是氧的需求增多，形成了生理原因导致的缺氧，这就是到了妊娠晚期很多孕妇觉得气喘、无力、胸闷的缘由，也是可能导致胎儿缺氧的一个原因。

（2）母亲胎盘的功能减退可能造成胎儿缺氧：胎盘是母体和胎儿交换营养物质的场所，胎儿的氧供也来自胎盘，一旦胎盘功能出现异常或胎盘早剥都会使胎儿容易发生缺氧。胎盘功能的正常依赖于母亲的各种营养物质正常，如蛋白质、维生素及铁、钙等微量元素；各种代谢正常；内分泌正常，如血糖、甲状腺功能；血液循环正常；血压、血脂等保持正常。无论母亲出现任何问题，都会影响胎盘功能，造成胎儿缺氧。

（3）羊水异常：所谓羊水是指妊娠时母亲子宫羊膜腔内的液体，是胎儿赖以生存的内环境，在母体中，胎儿正是生长在羊水里。在母亲整个妊娠过程中，它是维持胎儿生命所不可缺少的重要成分。因其成分或数量的变化而产生的疾病可导致母亲或胎儿缺氧，如羊水栓塞（即羊水中的有形物质进入母体血循环而引起一系列病理生理变化），严重的导致母亲急性缺氧窒息而死亡，胎儿同样会因母亲缺氧而缺氧，甚至死亡。

（4）母亲突然地长时间处于空气稀薄的地区，吸入氧量少，而造成母亲缺氧，同时会影响胎儿使胎儿也发生缺氧。

（5）母亲患妊娠期高血压疾病、睡眠呼吸暂停综合征、心肺疾病、严重贫血等疾病，会造成母亲和胎儿的缺氧。

（6）胎儿脐带绕住了身体的某一部位，如颈、手、足等，使胎儿不能正常呼吸可能导致胎儿缺氧的发生。

**63** 胎儿发生缺氧孕妇妈妈能自我判断吗？

尽管现代有许多仪器设备能监测出胎儿的缺氧情况，但孕妇难以时时刻刻受到医疗监护，因而有些胎儿缺氧不能及时发现并得到纠正。临床研究证实，胎儿缺氧是导致胎死宫内、新生儿染疾或夭折及儿童智力低下的主要原因。不过，胎儿在缺氧早期也会发出求救的信号，他们的表现就是"发脾气"，应引起孕妇妈妈的注意。

（1）观察胎动及胎动改变：胎动是胎儿正常的生理活动，妊娠 20 周后孕妇便可以感知。胎动情况因不同胎儿而有区别，一般安静型胎儿胎动比较柔和、次数较少；兴奋型胎儿胎动动作大、次数多。如果一个原本活泼的胎儿突然安静，或一个原本安静的胎儿突然躁动不安，胎动低于 10 次/12 小时或超过 40 次/12 小时，则提示有可能胎儿宫内缺氧。

（2）听胎心：胎儿因缺氧胎心跳动增快，高于正常胎心（110～160 次/分），如果缺氧时间长而得不到及时纠正，胎儿心率从快变慢，提示已经严重缺氧，胎儿生命受到威胁，有胎死宫内的可能。

## 64 婴幼儿会缺氧吗？

（1）如何判断婴幼儿缺氧？

判断婴幼儿缺氧首先应该检查孩子在母亲宫内、生产过程中有否缺氧情况存在，如曾经胎动异常、胎心异常，生产过程延长，产程不顺利，出生后哭啼声音异常，出生时有窒息史，羊水有无被胎粪污染、有无生产过程中外伤及有否吸入性肺炎等感染，医生对孩子出生时的评分，同时检查孩子有否先天性疾病，如有否肺功能不全，使肺泡不能充分张开等。

（2）根据病情缺氧可分为三度。

据报道，围产期窒息是婴幼儿缺氧的主要病因，凡是造成母体和胎儿间血液循环和气体交换障碍使血氧浓度降低者均可造成窒息，由宫内窒息引起者占 50%；娩出过程中窒息占 40%；先天性疾病所致者占 10%。

| | |
|---|---|
| 轻度缺氧 | 过度兴奋、易激惹，肢体可出现颤动，肌张力正常或增高，拥抱反射和吸吮反射稍活跃，一般无惊厥，呼吸规则，瞳孔无改变。一天内症状好转，预后佳 |
| 中度缺氧 | 患儿嗜睡，反应迟钝，肌张力降低，拥抱反射和吸吮反射减弱，常有惊厥，呼吸可能不规则，瞳孔可能缩小，症状在三天内已很明显，约一周内消失，存活者可能留有后遗症 |
| 重度缺氧 | 患儿神志不清，肌张力松软，拥抱反射和吸吮反射消失，反复发生惊厥，呼吸不规则，瞳孔不对称，对光反射消失，病死率高，多在一天内死亡，存活者症状可持续数周，留有后遗症 |

 **65 儿童有可能缺氧吗？**

（1）由于我国儿童普遍存在摄食高蛋白、高脂肪食物，肥胖、运动少甚至脂肪肝，这种高能量摄入使代谢所需氧量增加，而这些儿童又很少进行有氧活动，加之肥胖使胸廓运动幅度减小，氧的摄入不足，久而久之形成慢性缺氧。

（2）现在有的儿童睡觉时也会打呼噜，家长往往不会认为是患病的征兆。

小儿打呼噜，最常见的原因是腺样体肥大（腺样体是位于鼻腔后面、鼻咽顶上的扁桃体，也叫鼻咽扁桃体，是咽部的一块淋巴组织）。

腺样体肥大堵塞了一部分鼻咽呼吸道，使呼吸道长期处于狭窄状态，只有张着嘴呼吸才感到顺畅，由于张口呼吸时震动咽腔的悬雍垂，随着呼吸就出现了打呼噜，5%的患儿兼有睡眠期间不同程度憋气现象，称阻塞性睡眠呼吸暂停综合征，这种儿童睡眠中存在不同程度的缺氧，临床主要表现为打鼾、憋气、夜间呼吸暂停、梦游、遗尿和白昼嗜睡等。

## 66 青中年人为什么会缺氧？

（1）青年人代谢旺盛，无论是学习还是工作都是最需要体力和精力的阶段，用脑最多，而相对休息少，所需能量 ATP 较其他年龄段多，在人体利用三大营养素使之转化为 ATP 的过程中，不可缺少的物质就是氧，如果这个阶段氧供不足，营养素转化为能量 ATP 的过程发生障碍，使人感到精力不够充沛，记忆力下降，工作效率减低，失眠、多梦，尤其是喜好运动的人会感到运动后疲乏无力、甚至肢体酸痛缓解变慢，这些表现都与不同程度缺氧，使有氧代谢不完全、能量生成不足相关。

（2）青年人往往自觉身体状况良好，工作加班，过度劳累，身体透支，不良的生活习惯，如吸烟、大量饮酒、进食高热量、高脂肪、高糖食物，而不注意检查身体，身体出现异常情况未予重视，久而之导致代偿失调，从生理性改变发展到病理阶段，其实很多病与早期缺氧、代谢异常相关。

（3）人到中年是家庭、事业等诸多事务缠身，最易体力透支的阶段，如工作的压力大（晋升）、买房、买车、孩子升学、父母患病等，使得中年人像驱车行驶到了人生的高速公路，只注意快速赶路，而未来得及进入休息服务区，这一阶段是人体健康和疾病之间的过渡阶段，虽然生理上没有器质性疾病，但主观上却有许多不适的症状，你的机体慢性缺氧、代谢异常已经形成，很有可能你已经进入了亚健康状态，如不及时检查、治疗，各种疾病也慢慢地悄然来临。

 **老年人为什么缺氧？**

大量资料显示，缺氧是诱发机体衰老的原因，衰老又加重缺氧的进程。

（1）老年人呼吸幅度减少、肺活量减低、每次呼吸的氧容量变小。

（2）肺的交换功能下降，每次通过肺脏进入血液的氧减少。

（3）运送氧的红细胞功能减退，血流速度变慢。

（4）当氧到达组织细胞时，组织细胞对氧的摄取利用能力减低。

（5）随着年龄的增加，人体到达老年阶段各种代谢减慢，内分泌出现紊乱，各器官系统功能下降，氧化功能衰减，使机体必然走向衰老。

 **缺氧的判断有几种方法？**

（1）从自我感觉的症状能判断缺氧吗？

发生缺氧机体首先会给身体一些警示，你可以感受到各种不适，如"60问"表格中描述的症状，如果出现以上症状，排除其他疾病引起，可以考虑出现了缺氧。

（2）医生通过查体如何判断缺氧？

当你出现不适，向医生表述后，医生会给你进行体检，通过体检，医生可以发现你是否存在缺氧的体征，如口唇颜色较深、皮肤无光泽、毛发干枯、皮肤干燥、反应迟缓、心率较快或不规律、呼吸不平稳等，根据缺氧程度的不同，医生能发现不同的缺氧体征。

❋ 温馨小贴士：

**呼吸音**：是医生用听诊器听到被检查者肺部呼吸时的声音，正常人应该为清音，如气管或肺部有炎症可听到较粗的呼吸音（称呼吸音粗）或有似水泡的声音（称水泡音）。

**过清音**：是肺部检查时医生用手指叩击患者肺部发出的一种声音，通过叩诊音不同的声调，来反映肺组织的健康情况。在临床上分为清音、浊音、鼓音、实音、过清音五种。过清音临床主要见于肺组织含气量增多、弹性减弱的病变，如肺气肿。

**根据体征判断缺氧部位**

| 检查部位 | | 临床体征 | 临床缺氧定位判断 |
|---|---|---|---|
| 头部 | | 毛发无光泽、面部水肿、眼睑水肿、结膜苍白、口唇发绀 | 骨髓、肾、心脏 |
| 胸部 | 肺 | 呼吸困难、桶状胸、肋间隙增宽、胸部叩诊过清音、呼吸音粗或水泡音 | 肺、气管、支气管 |
| | 心脏 | 喘憋、心脏叩诊心界扩大、心率快、心脏有杂音 | 心脏 |
| 腹部 | | 隆起、静脉曲张、触诊肝大、肾区叩痛 | 肝、肾 |
| 四肢 | | 肌肉萎缩、肌力减低、运动不灵活、皮肤干燥 | 脑、肌肉 |
| 手、脚 | | 指甲无光泽、甲床白、手脚冰凉 | 末梢血管、皮肤 |

（3）血液检查能看出缺氧

1）血常规检查：血常规检查是临床上最基础的化验检查之一。血常规检查项目包括红细胞、白细胞、血红蛋白及血小板数量等。血常规化验单上的常用符号：RBC 代表红细胞，WBC 代表白细胞，Hb 代表血红蛋白，PLT 代表血小板。血常规检查的意义在于可以发现许多全身性疾病的早期迹象，诊断是否贫血，是否有血液系统疾病。贫血时血红蛋白或红细胞降低，因而会导致氧的运输载体减少，而发生缺氧；而血小板的减少会导致容易出血或出血后不容易止住，而血小板增多会增加血栓发生的可能；另外，有些肿瘤、变态反应性疾病也可以引起血常规检查部分数值的变化。

红细胞、血红蛋白正常值：

成人：血红蛋白（Hb）：男性 120～160 克/升；女性 110～150 克/升；

红细胞（RBC）：男性 $(4.0～5.5) \times 10^{12}$/升；女性 $(3.5～5.0) \times 10^{12}$/升；

新生儿：血红蛋白（Hb）：170～200 克/升；

红细胞（RBC）：$(6.0～7.0) \times 10^{12}$/升；

缺氧的检测主要观察红细胞系统，红细胞在人体内主要功能是携带氧，如果红细胞、血红蛋白、血细胞比容都标有"↓"号，提示有贫血存在，说明在血液中运送氧的工具减少，此时，无论氧有多充足，也不能把氧送到组织细胞，自然会出现缺氧表现。如果显示"↑"提示体内红细胞增多，红细胞增多也是不正常的，常常可因为组织细胞氧的缺乏，而增加红细胞的数量和血红蛋白数量，希望以此来增加氧的供应，同样表示可能组织处于慢性缺氧状态。

白细胞系统：白细胞在血常规中显示"↑"或"↓"都不正常。它的总数是局限在"正常范围"内的，如刚出生正常新生儿的白细胞总数是 $(9～30) \times 10^9$/升，平均是 $20 \times 10^9$/升。随年龄增长，正常值会逐渐降低，如 6 个月到 6 岁的幼儿为（6~15）×$10^9$/升，平均为 $10×10^9$/升；7~12 岁为（4.5~13.5）×$10^9$/升，平均为 $8×10^9$/升。超过高值则怀疑有炎症存在，多为细菌感染，少于低值可能是病毒感染或药物作用等。感染和缺氧也有一定关系，一般情况下，机体感染时，代谢加快，所需能量增多，必然消耗的氧量也明显增加，所以会发生缺氧的情况。

血小板系统：血小板（PLT）为（100~300）×$10^9$/升，主要功能是防止出血，如低于正常值可能有出血倾向。近年来很多研究显示，缺氧可以使血小板活化，血小板活化后会引起血小板数量和功能的改变。血小板主要来源于骨髓中造血细胞，主要反映骨髓中巨核细胞的增生、代谢情况，有研究表明缺氧使窒息患儿血小板减少、体积增大。有研究"高原缺氧环境对青年战士血小板活化的影响"，观察 60 例 18~22 岁新入伍到高原的新兵血小板的变化，发现入住 1 周后血小板活化明显增高，认为高原环境缺氧是血小板活化的主要原因。

2）血气分析检查：可直接见到血气分析结果显示血氧分压下降。

3）血生化检查

血糖：缺氧通过人体神经体液调节系统可使胰岛素减少，血糖升高，慢性缺氧长期影响糖代谢，使胰岛素分泌异常、血糖升高，而长期的高血糖状态，又会损伤血管内皮，使血管内皮不光滑，容易引起血流缓慢、血小板聚集，导致组织缺血而加重缺氧，更严重的会出现脑、心脏或肢体血栓。

血脂：血脂增高医学术语叫高脂血症，是一种血脂代谢紊乱疾病，高脂血症是冠心病、脑血管病的重要危险因素。血脂包括胆固醇和甘油三酯。胆固醇又包括低密度脂蛋白胆固醇及高密度脂蛋白胆固醇，高密度脂蛋白胆固醇可以清理血液中的不好的血脂，是好的胆固醇；低密度脂蛋白胆固醇是坏的胆固醇，这种胆固醇沉积在动脉血管壁上，引起血管壁的炎症反应，使血管内皮细胞损伤，血液中的有形物质和血小板等也易堆积，久而久之使动脉硬化、血管内膜增厚、形成斑块、堵塞血管、血管狭窄，可形成血栓；如果斑块不稳定会导致斑块破裂，顺着血流，破碎的斑块可以堵在远端血管，也可引起血管堵塞，造成缺血缺氧。

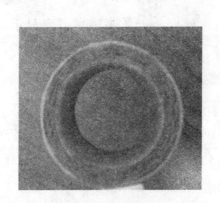 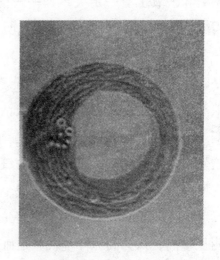

正常动脉血管　　　　　　　　　　　发生动脉硬化血管

发生在脑血管即脑动脉硬化、脑供血不足或脑血栓，硬化的血管破裂就是脑出血，脑出血的后果是循环障碍、脑组织水肿、缺氧。

发生在心脏的冠状动脉，引起冠状动脉粥样硬化，使营养心脏本身的血管狭窄，心肌供血不足，甚至心肌因缺氧而坏死，即心肌梗死。

发生在四肢的动脉，就会造成四肢血管的动脉硬化、狭窄或血栓形成，出现肢体的缺血缺氧症状。如果下肢静脉发生血栓，血栓脱落可顺血流到肺血管，引起肺栓塞，严重的肺栓塞得不到及时的治疗，可直接导致死亡。

甘油三酯：是另一种血脂，目前它和动脉硬化、缺氧、缺血的关系还没有胆固醇研究得多，但这种血脂增高也应该给予适当的干预。

蛋白质：蛋白质的高低反映人体营养情况和肝脏功能，当人体营养不良、蛋白质减低时会发生代谢紊乱，氧化代谢紊乱可导致缺氧，能量生成障碍；肝是凝血因子生成的场所，肝功能异常时，凝血功能障碍、出血、缺氧随之而来。

铁：铁是人体不可缺少的营养素，它参与血红蛋白的生成，缺铁时血红蛋白生成减少，运送氧的载体减少，氧输送到组织细胞便减少，所以缺铁就会缺氧。

电解质（包括钠、钾、氯、钙）：缺氧均会有不同程度的电解质紊乱。有资料表明"窒息可引起新生儿低钠和低氯血症，且窒息程度与血钠血氯的变化呈正相关，窒息越重，血钠、血氯越低"。电解质紊乱又可以引起糖代谢紊乱、血糖异常，心脑肾等脏器受累则出现相应临床表现。

心肌酶：肌肉代谢过程中有肌酶的参与，心肌酶是临床上观察心肌缺血缺氧、炎症等反应的客观指标。它是存在于心肌的多种酶的总称，一般有天门冬氨酸氨基转移酶（AST）、乳酸脱氢酶（LDH）及同工酶、α-羟丁酸脱氢酶（α-HBDH）和肌酸激酶（CK）及同工酶（CK-MB），中国国内常将这一组与心肌损伤相关的酶合称为心肌酶谱，对诊断心肌梗死有一定的价值。尤以 LDH 和 CK-MB 同工酶具有较高的阳性率和特异性，应用更广。

急性心肌梗死是营养心脏的血管发生堵塞，引起心脏缺血、缺氧，由于急性心肌梗死发生后，因心肌缺血缺氧坏死或细胞膜通透性增加，使得心肌内的细胞酶释放入血，根据心肌受损情况不同，血清酶升高的幅度也不同，因此可用血清酶的变化来反应急性心肌梗死的发生以及病灶的大小。可以说心肌酶的升高和缺氧有直接关系，是反应心肌缺氧最直接的指标。

（4）各种仪器检测

1）血氧饱和度检测：血氧饱和度是血液中被氧结合的氧合血红蛋白（$HbO_2$）的容量占全部可结合的血红蛋白（Hb）容量的百分比，即血液中血氧的浓度，是呼吸循环系统的重要生理参数。动脉血氧饱和度（$SaO_2$）可以对肺的氧合血红蛋白携氧能力进行估计。正常人体动脉血的血氧饱和度为98%，静脉血为75%。

目前血氧饱和度检测仪很普及，无论是在医院还是在家中，随时可以进行血氧饱和度检测，随着医疗仪器的发展，现在这种检测仪器小巧、方便、无创、随时可用，多数数据的准确性可以信赖，血氧饱和度间接反映血液氧分压的大小，是了解血红蛋白氧含量程度和血红蛋白系统缓冲能力的指标。它受血液氧分压与血液酸碱度影响，当氧分压低时，血氧饱和度亦低；当氧分压高时，血氧饱和度亦高。

手指式血氧饱和仪：小巧、方便、无创、随时可用，一般夹在手指即可显示血氧饱和度、血压、心率、呼吸等。

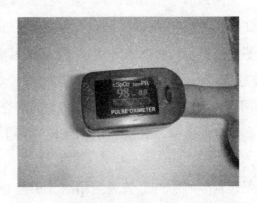

手指式血氧饱和仪

动态血氧饱和仪：这款检测仪可连续监测血氧饱和度、心率、一氧化碳、高铁血红蛋白。

用于医院的立式血氧饱和度监测仪，可行波形实时显示血氧饱和度检测。

睡眠监测仪：可用于患有阻塞性睡眠呼吸暂停低通气综合征、慢性阻塞性肺疾病、哮喘和各种缺血缺氧性疾病的血氧饱和度监测。

2）心电图：可通过心脏的电活动图，反映心率和心肌缺血缺氧、

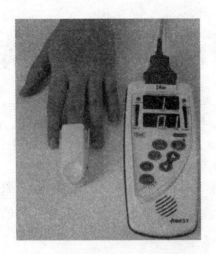

动态血氧饱和仪

炎症等疾病，当心肌缺血缺氧时，显示出相应的图形，以判断心肌供血不足或心肌梗死部位、程度，方便、快捷、准确、实用性强。

3）影像学检查：通过 X 线片、CT、磁共振（MRI）检查观察有否缺氧引起骨骼改变，如肺气肿的桶状胸，前后径增宽等改变；组织器官影像学的变化，如呼吸系统主要观察双肺、气管、支气管改变，有否肺部感染、支气管哮喘和慢性阻塞性肺疾病、间质性肺疾病和肺肿瘤等；脑组织、脑血管有否缺氧性改变，如脑动脉硬化、脑血栓、脑出血等；心脏有否缺血缺氧性改变，如冠状动脉供血不足、心肌梗死以及心功能不全等；肝、胆、胰、脾、肾脏形态、大小及有无肿物等也可以反映脏器功能。

4）血管超声：血管超声已经普遍应用于临床，通过超声波对不同组织反射波型的不同，可直接判断血管壁有否不光滑、增厚、斑块形成或斑块破裂、管腔有否狭窄及狭窄程度的百分比等，通过血管超声的变化，反映血管缺氧缺血后动脉硬化的情况，检查方法非常简单、实用、准确性较高。

# 第六章 哪些常见疾病与
# 缺氧有关？

## ——怎样认识各种常见缺氧性疾病？

由于缺氧影响的是全身的代谢，所以缺氧性疾病涉及内、外、妇、儿等相关科室，这里选择临床上最为常见和最为典型的疾病分别介绍。

**69** 最典型的缺氧性疾病是什么？

一氧化碳中毒（俗称煤气中毒）是最典型的缺氧性疾病，由于缺氧引起全身各系统功能障碍。严重的可昏迷，治疗不及时导致休克、死亡，或成植物状态，给家庭和社会带来极大负担和经济损失。

**70** 什么情况下会发生一氧化碳中毒？

一般生活中常见原因为用煤火取暖，当煤燃烧不完全时，释放 CO，空气流动性小，易使人吸入 CO，发生一氧化碳中毒。但随着燃煤的减少，因燃煤引起的一氧化碳中毒大大减少，而使用煤气和煤气热水器、用炭火锅进餐为生活中的一氧化碳中毒的主要原因；另外工业制造业如一氧化碳制造、冶炼过程产生一氧化碳等；军事上爆破时产生一氧化碳，都有可能发生一氧化碳中毒。

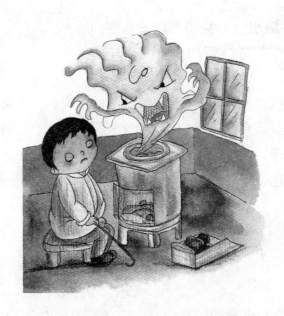

 **71** 一氧化碳中毒为什么会缺氧？

CO 吸入人体后，经过肺入血，与血中血红蛋白结合，血红蛋白是机体携带氧气将氧运送到全身的一种蛋白，CO 与血红蛋白结合形成碳氧血红蛋白，碳氧血红蛋白失去携氧能力，无法把氧运送到全身，使得全身缺氧，而且 CO 与血红蛋白结合能力是氧与血红蛋白结合能力的250～300 倍，而形成碳氧血红蛋白后解离能力是氧合血红蛋白解离能力的 1/3600，所以一旦人体发生中毒，不脱离环境，缺氧就逐渐加重，最终导致全身缺氧，严重者死亡。

 一氧化碳中毒有什么表现？

轻度：头沉、头晕、耳鸣、恶心、呕吐、头痛、心慌、全身无力。

中度：全身强直、肌肉震颤、步态不稳，轻度意识障碍如烦躁、谵妄、浅昏迷等。

重度：昏迷、呕吐咖啡色物或血性泡沫、脉搏快、抽搐、大便失禁、尿潴留、尿失禁、呼吸困难、休克、死亡。

 发现一氧化碳中毒应该怎么办？

（1）患者立即脱离中毒环境，轻度中毒吸氧 1~2 小时，症状明显减轻。

（2）中度中毒需立刻到医院吸氧，同时根据血液中碳氧血红蛋白浓度、血肌酸激酶含量和血气分析结果等来判断中毒缺氧程度，决定治疗方案。

（3）重度中毒患者需要救护车到场抢救、吸氧并送入医院行相关检查，判断中毒缺氧程度，抢救治疗，多数患者需要进行高压氧治疗，以加速 CO 排出，纠正缺氧。

## 74 一氧化碳中毒能治愈吗？

轻度一氧化碳中毒一般吸氧后都能很快痊愈，中度中毒治疗及时也一般不留后遗症；重度中毒治疗不及时全身缺氧严重，可因多脏器衰竭导致死亡，一部分患者会发生一氧化碳中毒迟发性脑病，脑损伤程度较重，治疗不得当可成植物状态。

## 75 什么是一氧化碳中毒迟发性脑病？

重度急性一氧化碳中毒患者，经治疗神志清醒后，经过一段时间（称假愈期），突然发生以痴呆、精神症状和锥体外系表现为主的神经系统病变。

假愈期：一部分一氧化碳中毒患者中毒后经治疗，急性期症状明显改善或消失，经过一段时间又出现反应迟钝、痴呆等症状，这段时间被称为假愈期，一般为2~3周。

**脑梗死是缺氧性疾病吗?**

脑梗死是临床最常见的缺氧性疾病,中医称之为卒中或中风。本病是由各种原因所致的局部脑组织区域血液供应障碍,导致脑组织缺血、缺氧而形成病变,严重的致脑组织坏死,临床上产生相应的神经功能缺损的表现。脑梗死依据发病机制的不同分为脑血栓形成、脑栓塞和腔隙性脑梗死等主要类型。其中脑血栓形成是脑梗死最常见的类型,约占全部脑梗死的60%。

 **脑梗死发生的原因是什么?**

脑梗死的病因基础主要为动脉粥样硬化,动脉硬化与缺血缺氧有着不可分割的联系。动脉粥样硬化是发生脑梗死最常见的病因,其次为脑动脉壁炎症,如结核、梅毒、结缔组织病等。此外,先天性血管畸形、血管壁发育不良等也可引起脑梗死。

脑梗死发生的危险因素有哪些？

近期在全球范围内进行的研究结果显示：脑梗死风险中的90%与10个简单的危险因素相关，它们依次是高血压、吸烟、腰臀比过大、饮食不当、缺乏体育锻炼、糖尿病、过量饮酒、过度的精神压力及抑郁、有基础心脏疾病和高脂血症。需要注意的是，以上大多数危险因素都是可控的。

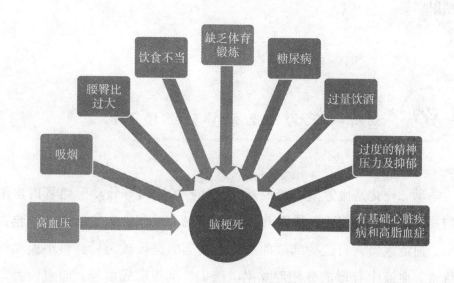

## 为什么说脑梗死是缺氧性疾病？

缺氧虽然不是脑梗死的 10 大直接危险因素，但缺氧所引起的机体代谢异常可以是这些危险因素的基础，或形成脑梗死的一个过程。如缺乏锻炼、饮食不当、精神压抑均可使人处于氧的代谢低下状态，正常组织氧供不足，能量（ATP）产生匮乏，随之机体各种代谢紊乱，导致脂肪堆积。血管由于缺氧发生硬化，继而导致心脏病、高脂血症、糖尿病等。

## 动脉硬化为什么会导致脑梗死？

动脉硬化是血管壁本身的病变，是各种原因导致动脉血管内皮细胞损伤、炎症、变性，使血管内膜不光滑、增厚、斑块形成，管腔狭窄，血流缓慢，当这些部位的血管内膜上的斑块破裂后，血小板和纤维素等血液中有形成分随后黏附、聚集、沉积形成血栓，而血栓脱落形成栓子可阻塞远端动脉导致脑梗死。脑动脉斑块也可造成管腔本身的明显狭窄或闭塞，使得远端的血管渐渐血流减少、甚至血流完全中断，引起缺血缺氧的血管所营养区域的脑组织内的血液压力下降、血流速度减慢和血液黏度增加，进而产生局部脑区域供血减少或促进局部血栓形成从而出现脑梗死，这就是动脉硬化导致脑梗死的形成过程。

如何发现身体有动脉硬化？

血脂检查：空腹静脉取血，做血液生化检查，观察血脂情况。主要观察总胆固醇（TC），总胆固醇包括低密度脂蛋白胆固醇（LDL-C）和高密度脂蛋白胆固醇（HDL-C），TC 和 LDL-C 增高与动脉硬化有关，作为心脑血管事件发生的预测指标，而 HDL-C 是好的胆固醇，它可清除不好的胆固醇，载脂蛋白与动脉硬化有关，载脂蛋白 Apo A1 增多减轻动脉硬化，而载脂蛋白 Apo B 增多加重动脉硬化。

**血脂分类、正常值及意义**

| 分　类 | 正常值 | | 临床意义 |
|---|---|---|---|
| 总 胆 固 醇 （TC） | 2.8～5.17 毫摩尔/升 | HDL-C 高密度脂蛋白胆固醇：男 0.96～1.15 毫摩尔/升 女 0.90～1.55 毫摩尔/升 | 是体内好胆固醇，其减低不利于坏胆固醇的清除 |
| | | LDL-C 低密度脂蛋白胆固醇：0～3.1 毫摩尔/升 | 增高是动脉硬化的直接原因 |
| 甘 油 三 酯 （TG） | 0.56～1.7 毫摩尔/升 | | 增高也与动脉硬化有关 |
| 载脂蛋白 A1 （ApoA1） | 110～160 毫克/分升 | | 与 HDL 相关，增多可减低胆固醇，减轻动脉硬化 |
| 载脂蛋白 B （Apo B） | 69～99 毫克/分升 | | 与 LDL 有关，增多加重动脉硬化 |

脑动脉超声（经颅多普勒，简称 TCD）：是利用多普勒效应进行颅内血管检测的一种有效方法，是无创伤性的检查脑血管血流变化的方法，它利用超声反射的信号来提供脑血管系统的血流变化，为脑血管

病的预测、诊断提供依据。近年来，已成为目前诊断脑血管疾病的重要手段之一。对脑动脉硬化、脑动脉供血不足、脑血管痉挛、脑血管狭窄、脑血管闭塞、脑出血性及缺血性中风的诊断及鉴别起着至关重要的作用，用于检测脑部供血情况。

颈动脉超声：是通过超声检查观察颈动脉血管的情况、反映动脉硬化的程度，不仅给颈动脉疾病的诊断提供了重要信息，而且通过检测颈动脉的粥样硬化、判别斑块的特性、检测有无狭窄和阻塞，对动脉硬化引起的冠心病、脑血管疾病严重并发症预测和防治均有重要价值。目前，颈动脉超声检查可通过血管内径测量、内膜中层厚度（IMT）测量、斑块测量、斑块超声特征、斑块稳定性、颈动脉狭窄程度来判断动脉硬化程度和心脑血管病风险。

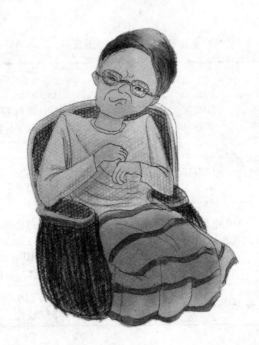

## 82 缺氧和动脉硬化有什么关系？

大量研究证实，除众所周知的高血压、吸烟、过量饮酒、饮食不当、缺乏体育锻炼、糖尿病、心脏疾病和高脂血症外，缺氧是动脉粥样硬化的独立危险因素之一，常常缺氧是动脉粥样硬化的启动机制；①实验发现缺氧可使机体的缺氧诱导因子增加，而缺氧诱导因子可促进血管生长因子（VEGF）表达，由于它的表达，使血管内皮细胞、肌纤维增生活跃，诱导动脉粥样硬化的生成。②缺氧还可以使炎症因子活跃，导致血管内皮细胞产生炎症反应，继而导致动脉粥样硬化的生成。

## 83 脑梗死的症状是什么？

脑梗死早期部分患者可能有头昏、一过性肢体麻木、无力、言语不利等短暂性脑缺血发作的表现。而这些症状往往由于持续时间较短和程度轻微而被患者及家属忽略。脑梗死发病起病急，多在休息或睡眠中发病，其临床症状在发病后数小时或1~2天达到高峰。神经系统的症状与闭塞血管供血区域的脑组织及邻近受累脑组织的功能相关，可有肢体无力、麻木、运动障碍（偏瘫）、失语、思维混乱、精神障碍、严重的大面积梗死可致昏迷，影响到脑干呼吸中枢则会发生呼吸衰竭而死亡。

**发现脑梗死应该怎么办？**

　　有脑梗死危险因素就应该更多关注自身的身体状况，脑梗死前期有部分患者可以出现头晕、一侧肢体无力、血压变化、语言不流利、视物不清、思维混乱等一过性缺血的症状，不能忽视，必须加以重视，最好到医院进行相关检查及治疗。如果早期采取了相应的措施，脑梗死形成的严重程度会有所下降；如果发现脑梗死已经是肢体活动不能、意识不清，甚至呼吸困难，说明梗死面积相对较大或有脑干梗死，则危险较大，应尽快叫救护车，以求更早开始实施抢救。

 **脑 CT 和脑磁共振（MRI）检查区别在哪？**

　　脑 CT 检查是通过 X 射线检查脑梗死时脑组织缺血的情况，检查速度快、对脑缺血的判断准确，但常常脑梗死早期（24 小时之内），梗死灶在脑 CT 上还没有显示清楚，且脑干部位的梗死灶易显示不清；但脑 MRI 的检查是通过磁场完成的，检查缺血灶形成较 CT 快、准确度高，但缺点是检查过程时间长，一些有躁动、不配合的患者不易完成检查。

**脑出血与缺氧有关吗?**

脑出血（俗称脑溢血）是指非外伤性脑实质内血管破裂引起的出血，属于"脑中风"的一种，是中老年高血压、糖尿病、高脂血症等患者一种常见的脑部并发症。由于脑出血而导致脑局部血液循环障碍而形成脑缺氧，属于缺氧性疾病。脑出血起病急，进展快，可在短时间内出现极为严重的症状，甚至影响患者呼吸、心跳导致死亡，是一种发病广泛的急性重症脑血管病。据统计我国每年因为脑出血死亡的患者约占全部疾病死亡的20%，目前已严重威胁人们的健康，死亡率非常高，是目前中老年人致死性疾病之一。

**脑出血发生的原因是什么?**

（1）慢性病为基础：脑出血最常见慢性基础病是高血压、糖尿病、脑动脉硬化、颅内血管畸形等，这些疾病的全身动脉壁发生变性，动脉壁变薄、弹性减低、脆性增加，同时可以出现一些较为细小的动脉瘤或者囊状的动脉壁扩张，这种变化使得动脉对血压升高的耐受性下降，尤其是脑动脉表现的明显，当血压波动、血管压力增大时，原本脆弱的血管破裂，造成脑出血。

（2）出血的诱因：脑出血常常在一些诱因的作用下发生，如用力、情绪激动，可出现交感神经兴奋、心跳加快、血压突然升高，骤然升高的血压可以使得内壁变薄的细小动脉发生突然破裂，出现脑出血。

 脑出血与缺氧有什么关系？

脑出血患者大多存在一些缺血缺氧性慢性疾病，如高血压、糖尿病、脑动脉硬化等，这些病的病理基础多为血管壁因缺血、缺氧、炎症、高血脂导致变性，糖尿病和高血脂损伤血管壁，使血流缓慢，诱发缺氧因子释放，破坏血管，使其变薄、变脆，当血压升高时导致出血，脑出血发生后，引起脑血管血流变化、脑水肿，对脑组织最直接的影响是缺氧和坏死。

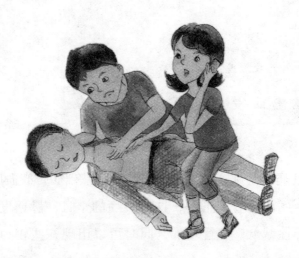

**89** 如何发现脑出血？

脑出血大多在患者活动中突然发病，症状与出血的部位、出血量、出血速度、血肿大小以及患者的一般情况等有关。其进展快，前期症状可以出现头痛、恶心呕吐、肢体无力、思维混乱、尿失禁、意识模糊等神经功能受损的症状。如果出血量大且很快可主要表现为肢体偏瘫、失语、意识障碍等症状，血肿大量时可侵犯脑干，影响呼吸中枢或出现脑疝，迅速昏迷、呼吸衰竭而死亡。

**90** 脑出血应该怎么办？

（1）有高血压、糖尿病、脑动脉硬化等慢性病史患者，出现上述临床症状，应迅速停止活动，平卧。

（2）现场其他人员不得过度搬动患者，轻抬患者，立即将患者送往临近医院。

（3）已经有意识障碍、呼吸困难的患者立即呼叫救护车，等待专业人员的抢救。

（4）呼吸心跳停止的患者，在呼叫救护车的同时，做现场心肺复苏。

## 91 脑出血做什么检查能准确诊断？

影像学检查因为其具有时间短、无创、结果准确等优点，已逐渐成为首选的检查方法。目前因头颅 CT 检查快、方便已成为较为广泛的检查方法。

头颅 CT 检查：临床疑诊脑出血时首选 CT 检查，发病后即可显示边界清楚的新鲜血肿，并可确定血肿部位、大小、形态以及是否破入脑室、血肿周围水肿情况等，CT 动态观察可发现脑出血的病情改变情况，并在疾病治疗过程中第一时间指导临床治疗。

头颅 MRI 检查：可发现 CT 不能确定的脑干或小脑小量出血，能分辨病程 4~5 周后 CT 不能辨认的脑出血，区别陈旧性脑出血与脑梗死，还可以大致判断出血时间、是否多次反复出血等，但 MRI 检查需要患者较长时间必须静止不动，躁动、不配合的患者较难做到。

全脑数字减影血管造影检查（DSA）：脑血管造影曾经是脑出血的重要诊断手段，因其不能显示血肿的情况，仅能根据血肿周围相关血管的情况，且数字减影血管造影检查为一项有创检查，目前一线应用已明显减少。值得一提的是，数字减影血管造影在脑出血原因的鉴别上仍意义重大，因其可直观地看到脑血管的走形及形态，当怀疑有脑血管畸形或动脉瘤破裂的患者应该做数字减影血管造影检查以明确诊断。

## 92　脑供血不足与缺氧有关吗？

脑供血不足是指脑局部的血液供应不足而引起脑功能的障碍。脑供血不足与脑动脉硬化等因素有关，凡是引起动脉硬化的因素都可作为脑供血不足的病因。动脉硬化与缺氧相关，所以此病也属于缺氧性疾病。该病属中老年人的多发病，在全球逐渐步入老龄化的今天，脑供血不足发病率在升高。脑供血不足多表现为慢性病程，有反复的急性发作特点。长期的脑血管供血不足反复发作是脑梗死形成的基础。

## 93　脑供血不足的病因是什么？

（1）动脉硬化：脑动脉硬化使脑血管狭窄，或颈动脉硬化狭窄使流入脑部的血管血量减少，导致脑供血不足。

（2）心脏搏出血量减少：各种心脏病使心脏搏出血量减少使脑组织供血不足。

（3）血液变化：某些原因造成的血液黏稠度增高、血流速度缓慢及血液成分的改变，也可发生脑供血不足。

（4）微栓子脱落：当动脉粥样硬化的斑块脱落，在血流中形成微栓子，随血流到小动脉而堵塞血管，则会出现脑局部供血不足。

（5）颈椎病：骨质增生、颈椎间孔狭窄，刺激或压迫椎动脉引起动脉血管腔狭窄或血管痉挛，通过的血流量减少，致使所供应的脑区域发生供血不足。

## 脑供血不足有什么症状？

由于脑供血区域缺血的部位不同，出现的症状亦不同，包括感觉和运动异常，如头晕、肢体麻木、疼痛、视物不清、耳鸣、言语不利、失语或语不达意、一侧肢体无力或活动不灵、持物跌落、走路不稳等。脑供血不足特点是反复发作，症状常常为一过性。

## 脑供血不足和脑梗死有关系吗？

脑供血不足反复发作可能是脑梗死形成的基础，临床上证实，频繁发作的一过性脑缺血是脑梗死的前兆。

## 急性心肌梗死是缺氧性疾病吗？

急性心肌梗死是指由于营养心脏的血管发生堵塞，使心肌细胞缺血时间过长导致的心肌细胞缺血缺氧甚至死亡，梗死面积、部位与受阻塞的血管有关。而心肌梗死的血管多由动脉硬化使管腔狭窄引起，缺氧是动脉硬化的一个直接原因，而心肌梗死后给机体带来的最大危害之一也是缺氧。

## 97　急性心肌梗死发生原因是什么？

冠状动脉粥样硬化：冠状动脉是一组营养心脏的血管。冠状动脉粥样硬化是心肌梗死发生最常见的原因，也是心肌梗死的病理基础，不稳定粥样斑块破裂、出血、血小板聚集、管腔狭窄、血流缓慢、管腔内血栓形成，造成冠状动脉部分或完全急性闭塞，冠状动脉相应供血部位心肌持续急性缺血达 20~30 分钟，即可发生心肌梗死。约 70%的致死性心肌梗死都是由斑块破裂引起。

非冠状动脉粥样硬化：小部分原因为冠状动脉栓塞、炎症、先天畸形、痉挛和冠状动脉口阻塞。

## 98　心肌梗死的危险因素有哪些？

国外大规模研究对 15000 名患者进行分析发现 90%的心肌梗死患者存在吸烟、血脂异常、高血压、腹型肥胖、糖尿病等危险因素。

（1）不良生活方式：吸烟、过量饮酒、高脂饮食、缺乏体育锻炼。

（2）基础疾病：心脏病如冠状动脉供血不足、高脂血症、糖尿病、高血压。

## 99 冠状动脉粥样硬化破裂的危险因素有哪些？

（1）血液因素：高脂血症患者饮水少或暴饮暴食，特别是饱餐多量脂肪后血液黏稠度增高。

（2）心脏负荷过大：重体力活动、情绪过分激动、血压骤升、用力大便使心脏负荷突然加重。

## 100 心肌梗死有哪些症状？

（1）前期症状：心肌梗死患者大多有心绞痛病史，发生心肌梗死前1周内，约1/3心绞痛突然反复发作或程度加重，而以前无心绞痛者出现心绞痛症状。

（2）发作期症状

疼痛：是最典型的症状，部位和性质与心绞痛相似，但较剧烈而持久，可长达数小时甚至数天，经休息或含服硝酸甘油不能缓解疼痛，烦躁不安、出冷汗。

全身症状：面色苍白、皮肤湿冷、心率加快、血压下降、呼吸困难、恶心呕吐，严重者可休克、昏厥。

不典型症状：部分患者出现不典型症状如不典型的疼痛部位：右胸、上肢、后背、左肩、下颌、颈、牙齿、胃；无前期疼痛，突然昏厥或猝死；无前期疼痛，呼吸困难、喘憋为主，易误诊为哮喘。

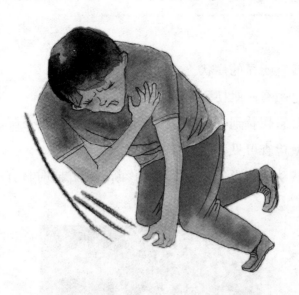

 **101** 出现心肌梗死的先兆应怎么办？

（1）患者应立刻卧床，减少搬动，保持安静，避免精神过度紧张，舌下含服硝酸甘油。

（2）呼叫救护车，寻求最快的医疗援助。

（3）有条件的立刻吸氧（氧气袋、氧气瓶、家用制氧机等）。

**怎么确定心肌梗死？**

（1）患者有明显的症状。

（2）心电图有心肌梗死的图形。

（3）心脏彩超看到心肌缺血改变，心脏射血分数下降。

（4）血液检查可见心肌酶等改变。

（5）冠状动脉造影是最为准确的诊断措施，同时具有治疗的作用。

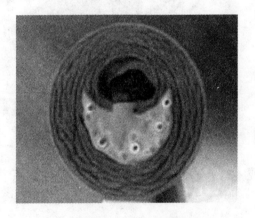

冠状动脉血栓形成，管腔狭窄

 **慢性阻塞性肺疾病（*COPD*）是缺氧性疾病吗？**

慢性阻塞性肺疾病是一种慢性呼吸系统疾病，发病率、病死率高，由慢性支气管炎、肺气肿、支气管哮喘等肺部疾病发展而来，经常反复发作，由于病程缓慢进行性发展及患者自身免疫力的降低而引起其他合并症。慢性阻塞性肺疾病患者能有不同程度的肺功能障碍，导致氧的摄入和肺内交换下降，使得患者出现不同程度的缺氧症状，需要吸氧治疗。

## 104　为什么慢性阻塞性肺疾病发病率高？

（1）吸烟：我国吸烟人数持续增多，大量研究证实，吸烟与许多肺部疾病相关，多和慢性阻塞性肺疾病的发生有直接的影响。据最近英国广播公司消息，欧洲呼吸学会的一份报告指出：在欧洲吸烟是导致死亡最主要的原因，因为吸烟会引起如肺癌、慢性阻塞性肺疾病（COPD）和冠状动脉等疾病；在欧洲，吸烟是导致肺部疾病的一个主要因素。肺部疾病占欧洲死亡率的1/10。

（2）空气污染：全球空气污染已经日渐严重，空气污染物与慢性呼吸系统疾病的发生或病情加重有密切关系，空气中的各种有毒物质如硫化物、氮氧化物、氯气等都刺激气管、支气管，对肺泡细胞产生直接的损伤。较低浓度的污染物会刺激呼吸道引起支气管收缩，使呼吸道阻力增加，高浓度时还会使呼吸道黏膜分泌增多，使肺泡壁交换氧的功能减弱，同时使呼吸道的纤毛运动受阻，从而导致呼吸道抵抗力减弱，诱发呼吸道的炎症、肺水肿、肺结核、肺肿瘤、尘肺等各种疾病。据2004年报道每年接近200万人过早死于因使用固体燃料产生的室内空气污染而导致的疾病，在这些死者中，有44%死于肺炎，54%死于慢性阻塞性肺疾病（COPD），还有2%死于肺癌。不久前国务院发布《大气污染防治行动计划》提出了国家防治大气污染的目标和措施，目的就是尽量净化环境，减少污染所引发的疾病。

（3）感染：呼吸道感染是慢性阻塞性肺疾病最常见的原因，慢性支气管炎时，由于分泌物增多及炎症物质的作用，使气管痉挛、呼吸道狭窄、阻塞或塌陷，导致了通气障碍，氧气进入减少而肺泡内废气排出减少，肺泡内残气量增多；细支气管周围的炎症，使肺泡壁破坏、弹性减弱，使肺的排气能力减弱，末梢肺组织则因残气量不断增多而发生扩张，肺泡孔扩大，肺泡间隔也断裂，扩张的肺泡互相融合形成气肿囊腔即肺气肿。而肺泡周围的组织炎症性改变，影响氧气的交换。

 **慢性阻塞性肺疾病有什么症状？**

（1）慢性咳嗽：反复咳嗽，随病程发展程度加重，常晨间咳嗽明显，夜间有阵咳或咳痰。

（2）咳痰：伴随咳嗽常常有白色黏液或泡沫痰，偶可带血丝，清晨排痰较多。急性发作期痰量增多，感染严重时为脓性痰。

（3）气短或呼吸困难：由于缺氧、呼吸道刺激可出现气短和呼吸困难，开始劳累时出现，后逐渐加重，以致在日常生活甚至休息时也感到气短，是慢性阻塞性肺疾病的典型的症状。

（4）胸闷憋气：这是缺氧导致患者心肺功能障碍的表现。

（5）肺外表现：食欲减退、体重下降、营养不良等。

**慢性阻塞性肺疾病如何诊断？**

（1）吸烟史、慢性支气管炎反复发作。

（2）典型的临床症状和血液检查有感染的证据。

（3）肺部 X 线片、肺部 CT、肺功能检查。

 **肺功能检查有什么意义？**

肺功能检查是一种物理检查方法，对身体无任何损伤，无痛苦和不适。对慢性阻塞性肺疾病的诊断、治疗及预后评估有其他检查不能替代的作用。

诊断：肺功能检查能确定慢性阻塞性肺疾病的诊断、诊断病变部位。

监护：鉴别呼吸困难的原因，对危重患者的监护分析。

评估：评估疾病的病情严重程度及预后；评定药物或其他治疗方法的疗效；评估肺功能对手术的耐受力或劳动强度耐受力。

慢性阻塞性肺疾病（*COPD*）的合并症有哪些？

①肺心病是导致慢性阻塞性肺疾病患者死亡的首要原因；②下呼吸道感染；③骨质疏松症；④肺癌；⑤鼻部炎症性疾病；⑥肺动脉高压；⑦静脉血栓；⑧肺纤维化（肺部氧的弥散能力显著下降）；⑨肌肉萎缩。

 糖尿病与缺氧有什么关系？

我国人口众多，糖尿病发病率高，中国迄今为止最广泛的全国糖尿病调查表明，11.6%的成年人患有糖尿病，最新研究结果显示，中国的糖尿病患者有1.14亿。糖尿病是由于胰岛素分泌缺陷或其生物作用受损，或两者兼有引起。它与缺氧有着紧密的关系：

（1）糖尿病患者由于普遍存在血管病变、糖代谢异常易合并脂代谢异常，导致高脂血症，常常血黏度增高，血流速度缓慢，因此运输氧的功能下降，组织缺氧。

（2）糖尿病患者普遍存在微循环障碍，毛细血管壁增厚，使氧弥散力下降，组织缺氧。

（3）糖尿病是代谢障碍性疾病，当组织细胞代谢过程障碍时，氧得不到充分地利用，组织缺氧。

**糖尿病是怎么得的？**

（1）遗传因素：1 型或 2 型糖尿病均存在明显的遗传异质性。据统计 1/4~1/2 患者有糖尿病家族史。在 2 型糖尿病已发现多种明确的基因突变，如胰岛素基因、胰岛素受体基因、葡萄糖激酶基因、线粒体基因等。

（2）环境因素：2 型糖尿病最主要的环境因素是进食过多、体力活动减少导致的肥胖。1 型糖尿病患者存在免疫系统异常，在某些病毒如柯萨奇病毒、风疹病毒、腮腺炎病毒等感染后导致自身免疫反应，破坏胰岛 β 细胞功能，导致糖尿病的发生。

 **糖尿病有什么症状？**

典型症状："三多一少"，即多饮、多食、多尿和消瘦，但是并不是所有的患者都会出现这些症状，随着人们对糖尿病认识的提高和健康体检的普及，早期患病者检出率提高，常常患者没有典型症状就可检出。

非典型症状：疲乏无力、容易感染、皮肤感觉异常（如蚁走感、麻木、针刺感、瘙痒，尤其女性外阴瘙痒可为首发症状）、性功能障碍等。

**112** 怎么确诊糖尿病？

糖尿病的诊断一般不难，空腹血糖大于或等于 7.0 毫摩尔/升，和（或）餐后 2 小时血糖大于或等于 11.1 毫摩尔/升即可确诊。有明显"三多一少"症状者，只要一次异常血糖值即可诊断；无症状者诊断糖尿病需要两次异常血糖值。可疑者需做 75 克葡萄糖耐量试验。应注意单纯空腹血糖正常不能排除糖尿病的可能性，应加测餐后血糖，必要时应做口服葡萄糖耐量试验（OGTT）。

**糖尿病诊断标准（WHO，1999 年）**

| 诊　断 | 静脉血浆葡萄糖值（毫摩尔/升） | | |
|---|---|---|---|
| | 空腹血糖 | 随机血糖 | 糖负荷后 2 小时血糖（OGTT 2 小时血糖） |
| 糖尿病 | ≥7.0 | ≥11.1 | ≥11.1 |
| 空腹血糖受损（IFG） | 6.1~<7.0 | | <7.8 |
| 糖耐量减低（IGT） | <7.0 | | 7.8~<11.1 |
| 正常 | <6.1 | | <7.8 |

**113** 什么是口服葡萄糖耐量试验？

口服葡萄糖耐量试验（OGTT）是在当血糖升高的程度未达到糖尿

病诊断标准而进行的一种进一步确诊糖尿病的检验措施。让患者在空腹情况下口服 75 克葡萄糖（成人）或进餐 2 两馒头，1.75 克/千克葡萄糖（儿童），服糖前及服糖后 30、60、120、180 分钟分别测定血糖并同时测定尿糖。

OGTT 试验正常值：空腹不超过 60 毫摩尔/升，服 75 克葡萄糖 0.5、1.5 小时都不超过 11.1 毫摩尔/升，2 小时不超过 7.8 毫摩尔/升，尿糖阴性（无尿糖）。

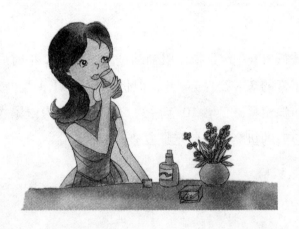

 **患糖尿病应该注意观察什么指标？**

①定期检测血糖：包括空腹和餐后 2 小时。②糖化血红蛋白（HbA1c）：可反映取血前 2 个月的平均血糖水平，是判断血糖控制状态最有价值的指标。③糖化血清蛋白：可反映取血前 1~3 周的平均血糖水平。④血清胰岛素和 C 肽水平：反映胰岛 β 细胞的储备功能。2 型糖尿病早期或肥胖型血清胰岛素正常或增高，随着病情的发展，胰岛功能逐渐减退，胰岛素分泌能力下降。⑤血脂：糖尿病患者常见血脂异

常，在血糖控制不好时明显，表现为甘油三酯、总胆固醇、低密度脂蛋白胆固醇水平升高，高密度脂蛋白胆固醇水平降低。⑥尿白蛋白：检测尿白蛋白排出量，可以早期判断有否糖尿病肾病尿。

 糖耐量减低是什么意思？

糖耐量减低（IGT）是指口服葡萄糖耐量试验 2 小时后的血糖水平升高，超过正常的 7.8 毫摩尔/升，但仍未达到 11.1 毫摩尔/升的糖尿病诊断标准。糖耐量减低者 10 年后约 50%可发展为糖尿病，而且较正常人发生冠心病的机会大，应定期复查。

 何为空腹血糖受损？

空腹血糖受损（IFG）是指空腹血糖升高，但未达到糖尿病的诊断标准，即空腹血糖在 6.1~7.0 毫摩尔/升之间。

糖耐量减低和空腹血糖受损是一种正常人向糖尿病的过渡状态，即糖尿病的前期，这部分人有将来发生 2 型糖尿病的危险。据有关研究报道，每年 5%~8%的糖耐量减低者将发展成为 2 型糖尿病。糖耐量减低者发生心血管病变，如心肌梗死、心绞痛的危险性也大大提高。

糖尿病有什么常见合并症？

糖尿病性高血压：糖尿病患者高血压的患病率为非糖尿病患者的两倍，而伴有高血压者更易发生心肌梗死、脑血管病及周围血管病。

糖尿病性眼病：糖尿病性视网膜病变、糖尿病性白内障、糖尿病性视神经改变、糖尿病性青光眼、糖尿病性屈光改变、糖尿病性色素膜病变、糖尿病性视网膜脂血症。

糖尿病性心脏病：由于糖尿病可影响心脏血管，使心功能受损，导致糖尿病性心脏病。

糖尿病大血管病变：影响脑和肢体外周动脉，引起缺血性或出血性脑血管病、肢体动脉硬化等。

糖尿病性神经病变：糖尿病性神经病变包括中枢神经系统和周围神经系统等。其中糖尿病性周围神经病变是糖尿病最常见合并症。

糖尿病性肾病：糖尿病性肾小球硬化症是糖尿病特有的肾脏并发症，临床上通称其为糖尿病性肾病，糖尿病性肾病是导致糖尿病患者死亡的一个重要原因。

糖尿病足：糖尿病足是由于周围神经病变、血管障碍、感染等原因引起的糖尿病特有的足部病变，严重的发生坏死，需要截肢。

糖尿病性功能障碍：大多数糖尿病患者都有阳痿、早泄、性欲低下等性功能障碍。其中糖尿病阳痿是较常见的并发症，占男性糖尿病患者的30%~50%，随着年龄增长发生率亦增加。

## 什么是高原病（高山病）？

高原病也称高山病、高原适应不全症，通常指人体进入高原或由高原进入更高海拔地区的当时或数天内发生的因高原低氧环境引起的疾病。

该病一般分为急性和慢性两大类。急性高原病指初入高原时出现的急性缺氧反应或疾病，轻型即急性高原反应；重型则分为脑型急性高原病（高原脑水肿）、肺型急性高原病（高原肺水肿）和混合型（肺水肿、脑水肿）。慢性高原病指在高原后半年以上发病或原有急性高原病症状不愈者。

## 高原病发生的原因是什么？

高原低氧环境引起机体缺氧是直接病因。我们知道平原地区（海平面）的气压为 760 毫米汞柱，氧气浓度为 21%，而随着海拔高度的增加，氧浓度仍然为 21%，但气压会越来越低，就是空气稀薄了，单位体积的氧气比平原少，相对氧含量低。据测算，在海拔 4270 米高处，氧气压力只有海平面的 58%，也就是我们每次呼吸的空气中的氧较平原少了。

## 120 高原病的症状有哪些？

头痛、头昏、心慌、气短、恶心、呕吐、乏力、失眠、嗜睡、视物不清、手足麻木、唇指发绀、心率增快等。

## 121 初到高原出现缺氧症状怎么办？

量力而行：当你开始出现轻微症状如头痛、心慌、乏力时，不要勉强继续前行，人到了这一新的环境，机体必须进行一系列的调节，当一定的高度被机体适应后，方可再前行。所以刚刚出现症状可尝试在这个高度休息、调理，症状缓解后再次前行，不要过快行动，减少不必要的大需氧量的动作。

有备无患：可备用一些缓解高原反应的药品，如止痛、缓解疼痛的药，如西洋参含片或丹参滴丸，以增加机体耐缺氧能力、缓解心脏缺氧的症状；喘息严重可服氨茶碱以缓解喘憋症状。如有备用氧气，可以适当吸氧，但尽量不要出现症状就吸氧，否则机体对缺氧的适应能力难以形成，延缓了适应高原环境的时间。所以，如果缺氧症状不很严重，经休息有所缓和或减轻，最好不要急于吸氧，以便尽快适应高原环境，只要渐渐适应，胸闷、气短、呼吸困难等缺氧症状将消失。

吸氧治疗：如果胸闷、气短、呼吸困难等缺氧症状经过休息、服用一般备用药物无缓解，甚至症状逐渐加重则立即设法吸氧是最佳选择。

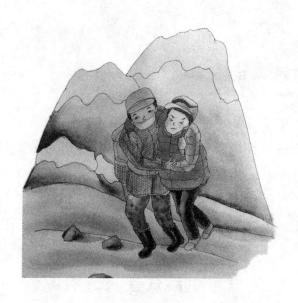

 从高原回到平原后还有高原病的症状怎么办？

从高原回到平原后还有高原病的症状，且未能逐渐缓解，称慢性高原病。所以当你从高原回到平原后仍有持续的不适，应尽快到医院，经医生进行相关检查，并且积极吸氧治疗，最好到有高压氧设备的医院行高压氧治疗。

# 第七章　正确吸氧
## ——"氧"足常乐

氧疗指各类缺氧的治疗，是通过给氧以提高人体动脉血氧分压、氧饱和度及氧含量以纠正低氧血症，确保对组织的氧供应，达到缓解组织缺氧的目的。

 氧疗的目的是什么？

（1）纠正低氧血症：氧气可提高肺泡内氧分压，增加氧弥散量，使肺毛细血管的氧分压上升，纠正低氧血症，使 $PaO_2$ 上升。

（2）改善气体交换：氧疗能使肺内气体交换恢复到较正常水平，以维持适当的肺泡氧分压，使总通气量下降，减少呼吸功，降低氧耗量。

（3）减轻心脏负荷：心血管系统对缺氧和低氧血症的反应为心率增快，增加心脏做功。因此氧疗能有效地降低心脏的做功，减轻心脏负荷。

**氧疗效果观察指标是什么？**

不同的吸氧方式和不同的给氧方法能达到不同的治疗效果，满足不同供氧需求。给氧后观察缺氧是否得到改善主要看血氧饱和度和血氧分压。血氧饱和度检查比较方便，无创；血氧分压则需要取血测定。

 **如何区分吸氧流量与吸氧浓度？**

临床工作中常常用氧流量决定供氧方式，而不同氧流量可以选择各种氧浓度。高流量吸氧、高浓度吸氧是两个不同的概念，但二者之间也存在一定的关系。

> ❋ **温馨小贴士：**
>
> **氧流量：**指单位时间内吸入氧的流量。一般以每分钟多少升计算，临床上常常分为低流量吸氧和高流量吸氧。
>
> **氧浓度：**吸入气中氧气所占百分比。分为：①低浓度氧疗：吸入氧浓度在24%～30%，适用于全麻或大手术术后的患者、轻度缺氧的患者。②中浓度氧疗：吸入氧浓度在30%～50%，适用于有明显肺部疾病、心脏疾病（如急性肺水肿、急性左心衰竭、急性心肌梗死）、急性肾功能不全、休克、急性脑缺血缺氧、贫血等出现组织缺氧时。③高浓度氧疗：吸入氧浓度在50%以上，适用于急性严重缺氧的患者，如一氧化碳中毒、呼吸衰竭、心肺复苏术后等低氧血症患者。

**二氧化碳潴留**：各种原因引起呼吸功能障碍，使得二氧化碳增加，影响细胞正常代谢和气体交换，从而导致体内二氧化碳潴留，出现一系列临床表现。

**发绀**：嘴唇呈紫红色，称为发绀，是由于血液中脱氧血红蛋白过多而出现的症状。常见于缺氧、先天性心脏病、中毒、呼吸衰竭、休克等。正常人也可有嘴唇发绀的现象，如寒冷、色素沉着、长期吸烟、人种或本身遗传特异体质。发绀只能提示缺氧，确认必须进行血气分析。

**吸氧方式的区分**

| 根据吸氧浓度分 | 根据吸氧流量分 |
| --- | --- |
| 低浓度氧疗：氧浓度<30%的氧疗 | 低流量吸氧：氧流量在4升/分以内的吸氧，一般在2~3升/分 |
| 中浓度氧疗：氧浓度≥30%，而≤50%的氧疗 | 高流量吸氧：氧流量≥4升/分的吸氧 |
| 高浓度氧疗：氧浓度>50%的氧疗 | |

 **氧浓度和氧流量能换算吗?**

氧浓度和氧流量的换算公式：吸氧浓度（%）= 21+4×氧流量（升/分）。

**127** 常用供氧方法有哪些？

（1）鼻导管吸氧法：鼻导管吸氧法是将一根导管经鼻孔插入鼻腔，氧气从吸氧管排到鼻腔、进入气管，多为一侧鼻孔吸氧，另一侧鼻孔正常吸空气。这种吸氧方法设备简单、使用方便、吸氧浓度基本恒定，但吸氧浓度较低，一般只适用于低流量供氧，缺点是有呼吸道分泌物易堵塞吸氧管，而且无雾化装置，呼吸道容易干燥，吸氧时间长了会有不适感。氧气源可为氧气瓶、氧气袋、墙壁氧，可用于一般医院急诊室或病房吸氧、家用氧气袋吸氧等。

（2）鼻塞法：鼻塞法有单塞法和双塞法两种，单塞法将鼻塞置于一侧鼻孔，紧贴鼻腔，吸气时只进氧气，故吸氧浓度较稳定。双塞法为两个较细小的鼻塞同时置于双侧鼻孔，鼻塞周围尚留有空隙，能同时呼吸空气，但吸氧浓度不稳定，当氧气流量较大时对呼吸道的刺激较大，容易导致呼吸道黏膜干燥，感到不适。氧气源可为氧气瓶、氧气袋、墙壁氧、家用制氧机等。

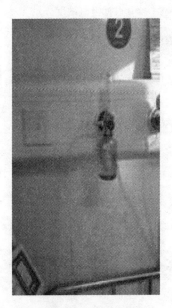

墙壁管道式吸氧

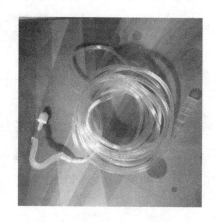

单塞法吸氧

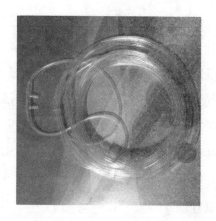

双塞法吸氧

（3）面罩吸氧法：面罩吸氧法的方式有开放式、密闭式和空气稀释面罩（Venturi 面罩）。开放式是将面罩置于距患者口鼻 1~3 厘米处，多用于小儿，感觉较舒适。密闭式是将面罩紧密罩于口鼻部，适于缺氧较严重者，吸氧浓度可达 40%~50%，无黏膜刺激、口鼻干燥感觉，氧耗量较大，存在进食和排痰不便的缺点。空气稀释面罩也是面罩紧密罩于口鼻部，但面罩上有 1 个圆孔，空气可以同时吸入，可以调节氧浓度。氧气源可为氧气瓶、墙壁氧、家用制氧机等。

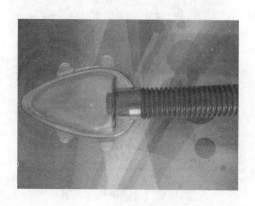

面罩吸氧

（4）经气管导管氧疗法：将1根细导管经鼻腔插入气管内的吸氧方法，也称气管内氧疗。由于用导管直接向气管内供氧，故疗效显著，低流量供氧即可达到较高的吸氧效果。主要适用于慢性阻塞性肺疾病及肺间质纤维化等所致慢性呼吸衰竭需长期吸氧患者。氧气源可为氧气瓶、氧气袋、墙壁氧、家用制氧机等。

（5）电子脉冲氧疗法：是近年开展的一种新方法，它通过电子脉冲装置可在吸气期自动送氧，而呼气期又自动停止送氧。这比较符合呼吸的生理状态，又大大节省了氧气。适宜鼻塞、鼻导管和气管内氧疗。

（6）机械通气给氧法：即用各种人工呼吸机进行机械通气时，利用呼吸机上的供氧装置进行氧疗。可根据病情需要调节供氧浓度（21%~100%）。氧疗的氧气源一般多用氧气瓶，或液氧经墙壁管道供氧，并装有压力表标明瓶内的储氧量，供氧时安装流量表，根据需要调节氧流量。

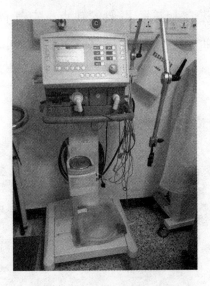

机械通气（呼吸机）吸氧

（7）家用制氧机吸氧法：家用制氧机有化学制氧和空气制氧两种，化学制氧是将化学制剂放入制氧机中通过化学作用制氧，需要每次操作时放置化学制剂，且不断购买化学制剂，所以逐渐被另一种空气制氧机所替代；空气制氧机较为方便，是将空气中的氧过滤而获取氧源，只要按一下电钮，空气中氧气自动通过机器过滤后进入吸氧管。家庭氧疗中经常应用的就是鼻塞法或面罩法，而面罩吸氧法、经气管导管氧疗法和机械通气给氧法多用于医院，但也有在家中使用。

（8）简易呼吸器：又称复苏球，其使用被临床上常称为"捏皮球"，是一种简易的辅助呼吸装置，适用于心肺复苏及需人工呼吸急救的场合。具有使用方便、无痛苦、并发症少、便于携带、有无氧源均可立即通气的特点。尤其适用于窒息、呼吸困难或需要提高供氧量的情况。

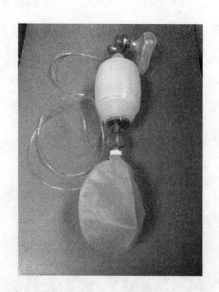

简易呼吸器给氧

（9）高压氧疗法：患者在高压氧舱内，当环境压力升高到2个大气压带上面罩吸入100%纯氧的一种治疗方法。常规高压氧治疗不但能使治疗者的血氧浓度迅速提高，同时由于高压的作用可以使氧气向组织的弥散半径扩大，物理溶解的氧量大大提高，机体的氧储备显著增多，因而耐缺氧能力提高。高压氧治疗氧的需要量大，供氧系统过去为氧气瓶，目前多为液态氧。

## 128 高流量与低流量吸氧区别有哪些？

高流量吸氧：高流量吸氧指的是氧流量≥4升/分的吸氧。高流量吸氧因吸入氧流速高，能提供全部的吸入气量，也就是患者只呼吸来自该供气的气体。高流量系统供氧的特点为能够提供稳定的吸氧浓度，包括从低浓度到高浓度的氧。最常用的高流量供氧系统为文丘里面罩，其原理为高速氧气喷射通过一个限定的管道，在其周围产生一种负压，将周围空气从侧孔吸入，使空气进入吸入气流。通过改变氧气流速和流出口径，以及调节管道壁上侧孔大小就可以控制吸入的高气量，从而调节吸入氧的浓度，满足设定的吸氧要求。

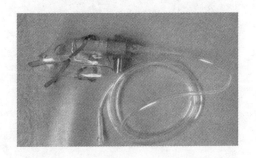

文丘里面罩

高流量吸氧的优点：①可供给较为稳定的吸氧浓度。②能控制吸入气体的温度和湿度。③可监测吸入氧浓度。

低流量吸氧：低流量吸氧指的是氧流量在 4 升/分以内的吸氧。由于吸入气流速度较低，因此不能完全提供全部吸入气量，所以患者除吸入所供氧气之外还会吸入部分室内空气中的氧。这种方法可使吸氧浓度为 21%~80%。低流量系统供氧常用方法有鼻导管法、面罩法、贮氧气囊面罩法、T 管法等。

## 129 如何选择吸氧方式？

氧疗的方法很多，不同方法各有利弊，在氧疗方式选择上应遵循的基本原则：从简单到复杂，从无创到有创，及时监测和调整，以能尽快达到改善缺氧为目的。要根据缺氧程度、有无二氧化碳潴留、患病类型选择吸氧。

（1）首先判断缺氧程度

**根据缺氧的表现判断缺氧程度**

| 缺氧程度 | 缺氧时临床表现 |
| --- | --- |
| 轻度缺氧 | 头晕、没精神或精神不集中、失眠或嗜睡、爱打哈欠、皮肤干燥、疲劳 |
| 中度缺氧 | 头痛、纳差、恶心、呕吐、便秘、心慌、胸闷、反应变慢、兴奋、烦躁、可见口唇发绀 |
| 重度缺氧 | 口唇发绀、反应迟钝、四肢厥冷、喘憋、抽搐、意识模糊或不清 |

**根据检测指标判断缺氧程度**

| 检测项目 | 缺氧程度 | | |
|---|---|---|---|
| | 轻度 | 中度 | 重度 |
| 血红蛋白 | 男 120~140 克/升<br>女 100~120 克/升 | 男 100~120 克/升<br>女 80~100 克/升 | 男<100 克/升<br>女<80 克/升 |
| 红细胞数 | 男（3.5~4）×$10^{12}$/升<br>女（3.0~3.5）×$10^{12}$/升 | 男（2.5~3.5）×$10^{12}$/升<br>女（2.0~3.0）×$10^{12}$/升 | 男 < 2.5 × $10^{12}$/升<br>女 < 2.0 × $10^{12}$/升 |
| 动脉血氧分压 | 70~80 毫米汞柱 | 60~70 毫米汞柱 | <60 毫米汞柱 |
| 动脉血氧饱和度 | 85%~95% | 75%~85% | <75% |

**根据临床症状、体征简便判断缺氧程度**

| 缺氧程度 | 呼吸困难 | 发绀 | 神志 |
|---|---|---|---|
| 轻度 | 不明显 | 无 | 清楚 |
| 中度 | 明显 | 轻度 | 清楚或兴奋 |
| 重度 | 显著 | 显著 | 模糊或昏迷 |

（2）根据缺氧程度选择吸氧方式

1）轻度缺氧：有轻度缺氧的症状，检查指标有轻度缺氧的证据，选择低流量鼻导管吸氧，如果是一过性症状，吸氧时间为 30~60 分钟，症状缓解后可停止治疗；如果症状持续时间较长，可选择多次连续吸氧方式，每次为 30~60 分钟，每天 1~2 次，连续 1~2 周。

2）中度缺氧：有中度缺氧的症状，检查指标有中度缺氧的证据，需要间断持续吸氧，氧流量 1~2 升/分，鼻导管或面罩给氧，每次 1~2 小时，根据症状缓解程度适当休息，再继续吸氧 1~2 小时，同时观察症状、体征的变化，化验检查指标指导吸氧次数。

3）重度缺氧：有重度缺氧的症状，检查指标有重度缺氧的证据，需要及时高流量给氧治疗，4~6升/分，一般需要面罩持续给氧，缺氧难以纠正或有呼吸道堵塞等情况需选择呼吸机供氧，同时决定呼吸机供氧模式，吸氧时间根据临床症状、体征、血氧饱和度和血气分析结果而决定，症状缓解后，往往也需要继续给氧，可以改变呼吸机供氧模式，寻找缺氧原因，只有缺氧原因去除，才可能逐渐停止吸氧。

（3）根据有无二氧化碳潴留选择吸氧方式

| | |
|---|---|
| 无二氧化碳潴留 | 轻度缺氧　1~2升/分 |
| | 中度缺氧　2~4升/分 |
| | 重度缺氧　4~6升/分 |
| 有二氧化碳潴留 | 低流量、低浓度、持续给氧1~2升/分 |
| 儿童 | 1~2升/分 |

（4）根据缺氧性疾病的分类选择吸氧方式

1）急性缺氧性疾病

**呼吸心跳骤停**：任何原因引起的心脏停搏或呼吸骤停者，在进行复苏同时，无论何种供氧方式应立即氧疗，但应注意观察患者呼吸道有无分泌物，如有痰或呕吐物应迅速清除，并将患者头部放置侧位，如在医院立即人工呼吸（简易呼吸器或气管插管呼吸器或麻醉机加压给氧）；如不在医院，现场立即人工呼吸、心外按压，寻找氧源供氧，同时呼叫救护车，尽快到达医院抢救。

**急性心脏病**：急性心脏病如急性心肌梗死、严重心律失常、心肌病、急性心功能衰竭等应快速给氧治疗，应面罩高流量给氧，根据检查情况调整方式，如不在医院，尽量在可能供氧的任何方式给氧的同时，呼叫救护车，尽快到医院抢救。

**休克**：立即给氧治疗，应采用面罩高流量吸氧方式或根据病情采取呼吸机给氧。

**一氧化碳中毒**：轻度：鼻导管低流量吸氧直到患者症状改善，一般 1~2 小时。中重度：高流量面罩给氧或呼吸机给氧或高压氧治疗，吸氧时间根据病情恢复情况而定。

其他中毒：酒精中毒、药物中毒、化学毒物中毒等可根据缺氧情况给予鼻导管、面罩或呼吸机氧疗，流量和时间依据病情而定。

2）慢性缺氧性疾病

呼吸系统疾病：慢性缺氧性疾病中以呼吸系统疾病最多，如慢性鼻炎、鼻道狭窄、慢性气管炎、肺气肿、慢性阻塞性肺疾病、肺心病、哮喘、肺不张、肺纤维化、肺肿瘤、支气管扩张等，在疾病的不同阶段均会导致机体缺氧，而且常常反复发作，需要选择间断长期吸氧治疗。

吸氧方法：采取低流量鼻导管或面罩吸氧，根据症状决定吸氧时间。症状重时，连续低流量吸氧，可数小时或更长时间，为减少氧疗对局部的刺激和副作用应间断治疗，每次间断 1~2 小时。当病情稳定、症状得到缓解后，逐渐缩短吸氧时间，加大间隔时间。当缺氧纠正后，可适时停止氧疗，出现症状时再实施氧疗。

心血管系统疾病：慢性心血管系统疾病是第二大缺氧性疾病，由于缺氧使心肌细胞的收缩力下降、心脏泵血功能减低、血液循环障碍，各组织器官获得的氧减少，出现不同程度心脏缺氧的症状。

吸氧方法：尽早补氧治疗，快速鼻导管或面罩高流量吸氧，直到症状缓解；慢性缺氧可考虑多次间断持续低流量吸氧，每日依据症状吸氧 2~3 次，每次 1~2 小时，症状及检查指标好转可暂停吸氧。

糖尿病：糖尿病患者由于普遍存在血管病变、微循环障碍，使氧弥散力下降、代谢异常，氧不能被充分地利用，必然导致组织缺氧，这也是糖尿病发生多种合并症的原因之一。

吸氧方法：定期间断吸氧。可选择低流量、鼻导管家庭式吸氧，每日 2~3 次，每次 1 小时左右，以餐后吸氧最佳。严重合并症如糖尿病足、糖尿病眼底病变、糖尿病周围神经病变，最好选择高压氧治疗；

没有出现糖尿病合并症的患者，不妨同样的方法每日或隔日吸氧 1~2 次，经常吸氧缺氧症状可改善，血糖、血脂、血压会稳定或下降。

脑血管病：脑血管病主要包括脑动脉硬化、脑动脉狭窄、脑供血不足、脑梗死、脑出血等，这些疾病的共同特点是脑血管的缺血或出血，引起缺血及出血的血管所营养区域的脑组织因循环障碍而缺氧，而缺氧又导致脑组织水肿、进一步加重脑循环障碍，继而加重脑组织缺氧，缺氧-脑组织水肿-缺氧的恶性循环最终使脑组织细胞坏死。为切断这个恶性循环，及时给氧治疗是脑血管病重要的治疗手段。

吸氧方法：①急性脑出血、脑梗死：立即鼻导管或面罩持续吸氧，依据血气分析等指标变换吸氧方式，如呼吸衰竭发生，需呼吸机辅助呼吸治疗，直到血氧指标好转。② 慢性脑血管病：氧疗的目的是改善因血管病变引起的组织慢性缺氧，防止或延缓急性脑血管病的发生。一般的吸氧方式是低流量、间断吸氧，1 周 2~3 次，每次 1 小时左右。当出现头晕、头胀等一过性供血不足、短暂脑缺血发作的症状时，要连续间断吸氧，有症状即可吸氧 1~2 小时，根据症状轻重，每天 2~3 次不等，连续 1~2 周，直到症状缓解。

高原病：高原低氧环境引起机体缺氧是本病的直接病因，因此积极给氧治疗是病因治疗。

吸氧方法：较为方便的是便携式吸氧装置，在高原地区尤其是旅游景点都备有简便氧源，可以租用或一次性消费如氧气袋、小氧气瓶，应早期充分吸氧，以面罩吸氧，氧的流量每分钟 6~8 升，吸氧时间以症状的改善为标准，有肺水肿者吸氧时间相对长。

有研究显示，去高原前适当进行耐缺氧锻炼，可减轻高原反应，或口服含有红景天成分的药物，能增加抗缺氧的能力。一般主张提前口服 1 个月，可见到明显效果。

### 怎么观察氧疗效果？

（1）从缺氧的表现看：氧疗后患者心率变慢、呼吸频率下降、血压上升且平稳、呼吸困难好转、末梢循环改善、皮肤红润变暖、发绀减轻或消失、尿量增加等均表明氧疗效果良好，反之提示病情恶化，氧疗未达到效果。

（2）血液化验检查：血红蛋白含量、红细胞计数、红细胞压积均提示缺氧改善或纠正，提示氧疗显效，可停止治疗，反之应继续吸氧并应积极查找有否其他原因。

（3）血氧饱和度（$SaO_2$）监测：吸氧后血氧饱和度逐渐回升，到接近正常时可暂停吸氧。

（4）动脉血气（ABG）监测：动脉血气是目前评价氧疗效果最为准确可靠的方法，动脉血气可提供 $PaO_2$、$PaCO_2$、$HCO_3^-$、pH、$SaO_2$ 等多种氧合及代谢参数，$PaO_2$ 升高是反映氧疗效果最直接指标。动脉血气的不足是需要反复抽血及不能实时连续监测，但只要动脉血气检查 $PaO_2$ 回升，就能准确判断缺氧改善，接近正常可暂停吸氧，否则应继续吸氧治疗。

### 氧疗时有哪些注意事项？

（1）注意用氧安全，周围严禁烟火和易燃品，随时注意氧气装置是否通畅、有无漏气。

（2）使用氧气时应先调流量后应用，停止吸氧时，应先拔出导管再关闭氧气开关，以免操作失误，使大量氧气突然冲入呼吸道而损伤肺部组织。

（3）吸氧导管、鼻塞应随时注意检查有无分泌物堵塞，经常消毒并及时更换，以保证有效和安全的氧疗。鼻导管吸氧时，两侧鼻孔交换使用，以减少对鼻黏膜的刺激，勿折叠、扭曲、压迫氧气管。

（4）密切观察氧疗效果，观察缺氧症状的改善情况，如呼吸困难等症状减轻或缓解、心跳正常或接近正常则表明氧疗有效，否则应寻找原因，及时进行处理。

（5）氧疗注意加温和湿化，呼吸道内保持37℃温度和95%~100%湿度是黏液纤毛系统保持正常清除功能的必要条件，故吸入氧应通过湿化瓶和必要的加温装置，以防止吸入干冷的氧气刺激损伤呼吸道黏膜，影响纤毛的功能，湿化瓶应及时更换。

（6）高浓度供氧不宜时间过长，一般认为吸氧浓度>60%、持续24小时以上，则可能发生氧中毒。

（7）对慢性阻塞性肺疾病急性加重患者给予高浓度吸氧可能导致呼吸抑制使病情恶化，一般应给予低浓度持续吸氧为妥。

## 132 氧疗有副作用吗？

氧是人体代谢第一需要，缺氧必须给氧治疗，但过度氧疗如吸入高压氧达一定时程后对机体可能会产生功能性或器质性损害，即氧疗副作用。按要求吸氧一般很少发生氧疗的副作用。氧疗副作用如下：

（1）氧中毒：氧中毒是指人体吸入气中的氧分压超出一定值，并经过一段时间后，导致机体出现的一系列病理变化。氧中毒分肺型、脑型和眼型。主要症状为胸骨下不适、疼痛及灼热感，继之出现呼吸急促、恶心、呕吐、干咳，烦躁不安、抽搐、晕厥等神经症状。但只要按临床常规治疗，氧中毒极少发生。

（2）肺不张：高压下吸入高浓度氧气后，肺泡内氮气被大量置换，一旦支气管有阻塞时，其所属肺泡内的氧气被肺循环血液迅速吸收，引起吸入性肺不张。主要症状：烦躁，呼吸、心率增快，血压上升，继而出现呼吸困难、发绀、昏迷。

（3）呼吸道分泌物干燥：氧气是一种干燥气体，吸入后可导致呼吸道黏膜干燥，症状是呼吸道分泌物黏稠、不易咳出，要加强湿化和雾化吸入，以避免呼吸道分泌物结痂。

（4）呼吸抑制：多见于伴有二氧化碳潴留的呼吸衰竭患者（$PaO_2$降低、$PaCO_2$增高），由于$PaCO_2$长期处于高水平，呼吸中枢失去了对二氧化碳的敏感性，使呼吸中枢抑制。预防措施是对二氧化碳潴留的呼吸衰竭患者（如慢性阻塞性肺疾病）应给予低浓度（氧浓度<30%）、低流量（氧流量为1~2升/分）给氧。

# 第八章　预防缺氧
## ——储蓄健康

我们每个人都希望能永葆健康，然而衰老与疾病常常影响我们的健康，经过科学的补氧方式来守护健康、延缓衰老、预防疾病是我们每个人所向往的，这章向大家介绍健康人如何通过正确的补氧方法储蓄健康，使我们能够"氧足常乐"。

---

❋　温馨小贴士：

**功能残气量：**平静呼气后肺内残留的气量。在生理上起着稳定肺泡气体分压的缓冲作用，减少了通气间歇时对肺泡内气体交换的影响。如果没有功能残气量，呼气末期肺泡将完全陷闭。功能残气量增加提示肺泡扩张，功能残气量减少说明肺泡缩小或陷闭。

---

 **133** 缺氧与人体衰老有什么关系？

慢性缺氧和衰老之间存在着一种必然的联系，可以说是互为因果。有的学者认为，个体的老化是从出生时就开始了，从这种意义上说，人的生命过程就是衰老过程。而慢性缺氧会促使各个器官的老化，加速衰老的进程。

首先是心血管系统的老化，它开始最早，从25岁起心脏的功能就开始降低，血压也有增高的趋势，25岁青年人的心脏每分钟可向细胞输氧4升，到70岁时可以明显下降一半。因为心脏像身体其他系统工作的"发电机"，血管像"电线"，"发电机"和"电线"的老化导致电力不足，必然影响整个工作系统，导致机体其他系统的老化，如人老后四肢肌肉无力、关节痛等。

再看呼吸系统的老化，一个明显的标志是老年人肺泡的残气量增多，60岁健康人的功能残气量几乎是30岁健康人功能残气量的2倍。

最后是中枢系统的老化，导致人体内环境的稳定性发生紊乱，神经体液调节不稳定，引起各种代谢改变，脑部和心肌的供血供氧障碍。

这些人体系统老化的结果是老年人摄入氧的量减少、运送氧的能力下降、利用氧的效率降低，使整个身体组织处于程度不同的慢性缺氧状态。

"衰老-组织器官功能下降-摄入氧的量降低-动脉血氧分压下降-组织细胞缺氧-内环境紊乱-功能失调和下降-加重衰老"这一过程，形成了缺氧与衰老的循环。

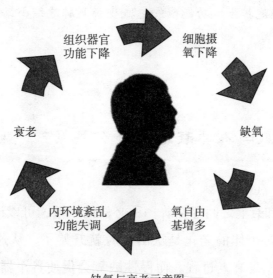

缺氧与衰老示意图

**人体衰老和氧自由基有关系吗？**

　　过量的自由基可通过过氧化作用攻击细胞，引起细胞基因突变，最终导致细胞功能严重受损以致机体衰老。

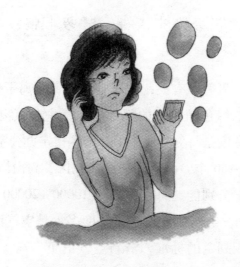

 **城市中心和郊外空气中的氧含量一样吗？**

　　在环境污染日趋严重的今天我们如何减少环境对我们的危害？关紧门窗、减少外出就能减少空气中污染物对我们的危害吗？空气中污染物多了，氧气含量就会大量减少吗？是不是公园、森林等绿色植物多的地方空气中氧含量就多？

如果让你回答城市中心和郊外空气中的氧含量哪个地方更多？相信很多人会回答郊外多，真是这样吗？其实两个地方的氧气含量一样高。因为只要有空气流动氧气就会从浓度高的地方向浓度低的地方流动，以达到平衡，所以不同地区氧含量水平的差别是不会太大的。

**136** 为什么在绿色植物多的郊外呼吸了新鲜空气后，我们会格外精神、呼吸顺畅、神清气爽呢？

这其实是与负氧离子有关，城市空气中负氧离子少，而森林公园、植物园等较空旷、绿色植物多的郊外的空气中负氧离子较多。城市房间里的负氧离子浓度是每立方厘米100个，楼宇办公室里的浓度甚至低到每立方厘米40~50个，而森林和瀑布地区、高山海边和公园里负氧离子含量很丰富，分别能达每立方厘米10000~20000个、5000~10000个和400~1000个。空气中负氧离子浓度多少是空气清新与否的标志。根据世界卫生组织划定的标准，清新空气的负氧离子含量为每立方厘米空气中不低于1000个。

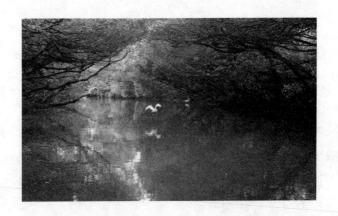

# 137 什么是"空气维生素"？它与人体健康有什么关系？

自然界的放电现象、光电效应、喷泉、瀑布等都能使周围空气电离，电离所产生的自由电子大部分被空气中的氧气所获得，形成负氧离子，所以负氧离子是空气中的氧分子结合了自由电子而形成的。负氧离子能净化除尘；促进人体新陈代谢、增强免疫力以预防流感、改善睡眠、预防呼吸道疾病；清除体内自由基、抗氧化、降低血液黏稠度、增强脑组织氧化能力而防衰老；扩张血管、解除血管痉挛而降低血压；增加心脏摄氧量来保障心脏功能；使血液流速变慢、延长凝血时间，能使血中含氧量增加，有利于血氧输送、吸收和利用，所以在医学界负氧离子享有"维他氧""空气维生素""长寿素"等称誉。

负氧离子在人们的日常生活中不是随时都存在的，科学研究证明负氧离子的形成和消失与气象因素有关系。一般情况下，空气中负氧离子的浓度晴天比阴天高，夏季比冬季高，中午比早晚高。负氧离子在洁净空气中寿命有几分钟，而在灰尘中只有几秒钟。气象专家认为属于大陆性气候的大都市，空气中负氧离子比海洋性气候地区少，加之空气污染比较严重，空气中负氧离子容易被烟雾、尘埃、病菌、汽车尾气等污染物吸附而消失，室内通风不良和污染负氧离子就更加缺乏。所以工作在通风不良的格子间里的白领们工作一天之后感到头昏脑涨、头痛失眠，往往和"空气维生素"缺乏有一定关系。

城市人如何获得更多的"空气维生素"，
过上"营氧生活"？

所谓"营氧生活"就是指的营造有氧生活，让我们能经常在更多的负氧离子环境中储蓄健康。为此，在我们的生活和工作环境中应注意每日常开窗户通风换气，空气流通有利于增加负氧离子量。久居闹市区的居民应该经常到郊区田野、海滨、森林公园等，特别是到有瀑布流泉飞溅的风景区进行"负氧离子空气浴"，这样才能更有利于人体的身心健康。

 食物真的能补氧吗？

我们只要了解了氧进入人体发挥作用的过程，就不难想象我们如何吃出更多的氧。增加呼吸、改善肺功能的食物可以加大氧的吸入，提高血红蛋白的食物可以使氧的运输能力增强，增加血液循环的食物能加快氧的运输，富含有超氧化物歧化酶的食物有清除氧自由基的成分，也能防止细胞受伤害，影响氧的代谢。含维生素 C、维生素 E、β-胡萝卜素的食物也具有清除氧自由基的作用，含锌的食物有益于超氧化物歧化酶的生成，食用这些食品都能达到间接补氧的作用。

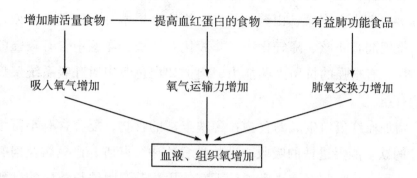

增加肺活量食物 —————— 提高血红蛋白的食物 —————— 有益肺功能食品

↓ ↓ ↓

吸入氧气增加　　　　　　氧气运输力增加　　　　　　肺氧交换力增加

血液、组织氧增加

## 140 补氧食品有哪些？

富含超氧化物歧化酶的食物：猕猴桃、刺梨、四季豆、芹菜、菠菜、韭菜、葱、茄子、胡萝卜、西红柿、黄瓜、南瓜、土豆、绿茶、荠菜、蒜、黄芽菜、玉米。

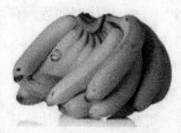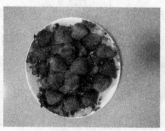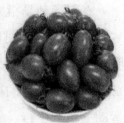

含锌的食物：大豆、海产品如牡蛎、动物内脏。

含维生素 C 的食物：青椒、西红柿、草莓、柑橘、番石榴。

含维生素 E 的食物：柠檬、豌豆、未加工的麦胚芽、葵花籽油。

含 β-胡萝卜素食物：甘薯、胡萝卜、多叶绿色蔬菜如菠菜。

有益肺功能的食物：梨、葡萄、大枣、石榴、柑橘、甘蔗、柿子、银耳、白萝卜、白菜、山药、芝麻、蜂蜜、黑木耳有清肺的功效，百合、枇杷润肺止咳、降气化痰，荸荠化湿祛痰，洋葱中含有较强的抗炎活性，有很强的抗菌灭菌能力，肉类如白色鱼肉对呼吸系统疾病的防治有益。

增加血红蛋白生成的食物：含铁丰富的食物，配合含有丰富维生素 C 的饮食能促进铁的吸收，动物性食物中，肝脏、血豆腐及肉类中铁的含量高，吸收好。注意餐后不宜饮用浓茶，因铁与茶中的鞣酸结合生成沉淀，会影响铁的吸收。牛奶及一些中和胃酸的药物会阻碍铁的吸收，所以尽量不要和含铁的食物一起食用。叶酸和维生素 $B_{12}$ 也是血红蛋白生成必不可少的物质，新鲜的绿色蔬菜、水果、瓜类、豆类及肉食中都含有丰富的叶酸。

## 141 什么是有氧运动？

有氧运动是指人体在氧气供应充分的情况下进行的体育锻炼。有氧运动的特点是强度低、持续时间长、有韵律。有氧运动能锻炼心、肺功能，保护血管，使心血管系统能更有效地将氧运送到身体的每个部位，提高机体的摄氧量，是最为有效的补氧健身运动。常见的有氧运动项目有步行（散步、快走）、慢跑、竞走、跳舞、滑冰、游泳、骑自行车、爬山、打太极拳、有氧健身操、跳绳、球类运动等。

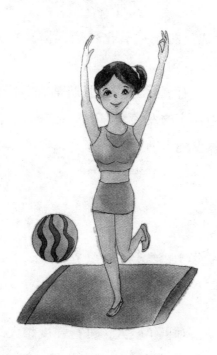

 有氧运动有什么好处？

锻炼肺功能、增加肺活量：有氧运动需要大量、规律的呼吸空气，能锻炼肺功能、增加肺活量。

强心脏、增加工作效率：运动本身需要心脏规律的加快和收缩力加强，对心脏功能是很好的锻炼，心脏泵血力增强，机体组织得到充足的氧，利于各脏器功能的正常运转，增加工作效率，达到抗衰老的目的。

提高氧含量，使人精神爽：长期坚持有氧运动能增加体内血红蛋白的数量，使血液运送氧的能力提高，血氧及组织含氧量提高。充足的氧供才能使人神清气爽，而且不易疲劳。

提高抵抗力、延缓衰老：有氧运动能保证有氧代谢的正常进行，减少氧自由基的生成，防止过氧化反应，提高机体的抵抗力，延缓衰老。

降血脂，减肥胖：有氧代谢增加脂肪消耗、降低血脂、防止动脉硬化、降低心脑血管疾病的发病率。坚持有氧运动能消耗多余的脂肪，同时结合安排合理饮食能帮助减肥成功。

 **怎样科学地进行有氧运动？**

运动前准备活动：对于年轻人，进行强度稍大的有氧运动如球类、自行车、游泳、爬山等运动前应该适当热身，做适当的准备活动，活动关节韧带，拉抻四肢、腰背肌肉，扩胸深呼吸，热身 5~10 分钟。

把握运动强度：由低强度运动开始，逐渐进入适当强度的运动状态。自我感到呼吸快但规律、心跳快但不心慌、感到有些累但不疲乏、周身微热而无大汗，这表明运动适量；如果有明显的心慌、气短、头晕、大汗、疲惫则表明运动强度过大。

把握运动最佳心率：当开始运动后血液循环加速、身体感觉变热、呼吸加快、心率加快，当心率达到最佳有氧运动心率（最佳有氧运动心率＝170-年龄）时，保持这一运动强度，能达到既锻炼心脏又不会强度过大的效果。

选择时间和频率：一般都要求有氧运动持续 30 分钟以上，初学者和年长者可分成多次 5~10 分钟的练习，每次之间稍作休息，总时间合计 30 分钟。练习一段时间后，不断延长持续时间。频率为每周 3~5次，如果你以前没有运动习惯，就要从少量开始，每周 2 次，然后慢慢增加到每周 3~5 次。

注意天气变化：不同的天气条件下，运动项目的选择和强度应有所不同，夏天可以选择游泳、步行（散步、快走）、打太极拳、跳舞、做有氧健身操，冬天则滑冰、骑自行车、爬山、慢跑更为适宜，同时根据天气变化要注意增减衣服。

渐缓停止，补充水分：运动目的达到后应该有 5~10 分钟的放松，也就是逐步减小运动强度，慢慢地恢复到安静状态，运动中消耗大量水分，需及时补充，但喝水时要小口喝，采用少量多次的饮水方法。

持之以恒，氧足常乐：有氧运动的关键是持之以恒，"三天打鱼、两天晒网"式的运动不利于机体代谢处于稳定状态，也不可能达到规律锻炼心肺功能、减肥的目的。

 **144 有氧运动强度小能减肥吗？**

选择有氧运动的人当然可以达到减肥目的，要改变脂肪与肌肉比率，应该采用相对重些的力量练习发展并保持肌肉总量。力量练习之后，进行中到高强度的有氧锻炼。

根据美国运动医学的研究，有氧运动前 15 分钟由肌糖原（肌肉储存的能量）作为主要能源供应，而消耗脂肪供能则在运动后 15~20 分钟才开始启动，所以要达到减肥的目的，一般要求有氧运动持续 30 分钟以上才有可能。理论上推算，一般人慢跑 1 分钟消耗 15 千卡左右热量，而 1 磅（450 克）的脂肪是 3500 千卡热量。如果每天慢跑 30 分钟，在饮食没有变化的情况下 17 天可减 1 公斤。建议的减肥速度是 1 周 0.5 公斤，这样减下来的体重不易反弹。

## 145 什么样的健身操能补氧？

锻炼者一般每周参加 2~3 次的锻炼。每次锻炼要求保持在 15 分钟以上并且是连续不断的健身操运动，锻炼者的心率保持在自己最大心率的 60%~85%，能达到补氧健身的作用。有氧运动心率 = （220－年龄）×（60%~85%）。

补氧健身操一　适于广场、操场、公园、大厅、健身房等运动场所，运动强度中等，包括广场舞、交际舞、肚皮舞等。

补氧健身操二　适于办公室、楼道、家中等较为狭小的场所，强度低、时间短，可一天多次。

经常做一做简单的办公室健身操，可以帮助白领缓解很多伏案工作的不适，如头痛、腰背僵直、四肢酸痛、头晕脑涨等身体不适症状。

第一节　头颈部运动：坐或者站立位，两手交叉抱在胸前，身体尽量保持不晃动。仰头看天花板，深呼吸 8 秒钟，然后头带动脖子依次向下、向左、向右各方向停留 8 秒钟；再使头带动颈部做顺时针转动 8 秒钟、逆时针转动 8 秒钟。

第二节　肩部运动：坐或者站立位，双上肢自然下垂，双肩垂直上下活动 8 次；双指尖接触双肩，内收和外展双肩共 8 次、向前和向后各转动 8 次。

第三节　上肢运动：双上肢伸直抬高至胸前水平停留 8 秒钟；继续抬高伸直，在头上停留 8 秒钟；双上肢向身体两侧展开与肩平行停留 8 秒钟；双上肢伸直并尽量后伸停留 8 秒钟。

第四节　手部运动：双手握拳然后五指伸开，反复 8 次；双手指腹相对用力对压，然后放松，反复 8 次；双手十指在桌子上模拟弹钢琴，从拇指开始一个一个直到小指，然后从小指开始到拇指，重复 8 次；双手自然下垂，甩动手腕约 8 秒钟。

第五节　腰部运动：两足微开直立位，双手上举伸直腰，然后腰部屈曲，双手触摸足尖，如此反复 8 次；腰部放松，两足微开，两手叉腰，使躯干左右侧屈活动，反复 8 次；两足分开，两手叉腰，做腰部环转运动，左右轮换交替，各方向 8 次；面对椅子，骑马式而坐，双手紧扶椅子背，使躯体后仰，然后复位，反复 8 次。

第六节　腹部运动：坐在椅子上，腰背部挺直紧靠椅背，双脚并拢，双手伸开放置于腹部，随着深度腹式呼吸而动，吸气时用力压腹部，呼气时放松，反复 8 次；保持手臂平抬的姿势，慢慢将身体向左转，再慢慢回到正前方，然后转向另一侧，重复动作约 8 次；坐在椅子上，双上肢自然下垂，双膝、双脚并拢，上半身缓慢左转，同时右手经过胸前紧握左侧椅背 8 秒钟，然后上半身缓慢右转，同时左手经过胸前紧握右侧椅背 8 秒钟；坐或站立位，双手抬高在头上合十，双腿保持静态，向右弯腰将上半身向左方伸展，维持动作 8 秒后返回直立姿势，再向左弯腰将上半身向右方伸展 8 秒，交替重复进行。

第七节　下肢运动：收紧大腿及小腿。坐在椅子上，两脚张开比肩略宽，身体微微坐低，将重心放在下半身，两手自然垂放在身体两边，先将右脚抬高，然后两脚交替快速地向上抬起，以脚尖着地；坐在椅子上，双脚并拢，左下肢小腿向前伸直抬高与座椅平行保持 8 秒，然后复位，右下肢小腿向前伸直抬高与座椅平行保持 8 秒，交替进行。

站立在椅子后面，双手扶住椅背，做蹲下、站起反复 8 次；站立在椅子后面，双手扶住椅背，左下肢向左侧方尽量抬高保持 8 秒，然后复位，右下肢向右侧方尽量抬高保持 8 秒，然后复位，交替进行。

第八节　足部运动：坐位，脚尖着地，脚跟离地，尽量抬高，然后自然落地，反复 8 次；坐位，双下肢向前方伸直，双足跟着地，足尖尽量向前着地，反复 8 次；坐位，单足离地并画大圆圈，8 次，然后换另一只脚做 8 次；坐位，手肘搁在膝上，身向前屈，全身重量压在膝上，脚跟尽量抬高，放低脚跟、翘高脚尖，反复 30 次。

# 第九章　氧疗走进家庭

## ——合理应用家庭制氧机，"氧"出健康

　　随着慢性缺氧性疾病患者不断增多，而医院看病又难，使更多的人为了方便而选择在家中的治疗方式，比如吸氧。同时由于我国经济的发展，人们对身体健康日益重视，一些方便、无害、经济、易行的健康保健方式进入家庭，家庭制氧机就是其中之一。家庭制氧机吸氧与医院吸氧所用的气体都是氧气，没什么区别，但是氧的来源不同，吸氧能达到的浓度会有所不同，医院可采用的吸氧方式更多，但氧到达体内所发挥的作用是相同的。高压氧因其特殊的吸氧环境和技术，作用是一般氧疗无法比拟的。家用制氧机经历了一个发展过程，分子筛制氧机是目前较成熟、具有国际和国家标准的制氧机。

# 146 家庭制氧机与医院吸氧有什么区别？

**家庭制氧机与医疗机构吸氧的区别**

| 区别 | 家庭制氧机吸氧 | 医疗机构吸氧 |
|---|---|---|
| 氧源 | 分子筛制氧<br>高分子富氧膜制氧<br>电解水制氧<br>化学反应制氧 | 管道（液态氧）供氧<br>氧气瓶供氧<br>氧气袋供氧<br>高压供氧（呼吸机、高压氧舱） |
| 氧浓度 | 可选择，最大93% | 可选择，最大100% |
| 费用 | 化学反应制氧需买试剂，其余基本无原材料费用，但分子筛、富氧膜需要定时更换 | 按吸氧时间收费，不同吸氧方式费用一般每小时数元不等，高压氧舱因其设备、技术特殊，费用不同于一般吸氧 |
| 流量 | 1~5升/分 | 1~10升/分 |
| 制氧量 | 1~5升/分 | 氧气瓶储氧 |
| 湿化器 | 有 | 有 |
| 雾化装置 | 部分配备 | 高压供氧配备，氧气瓶、管道供氧可配备 |
| 加压供氧 | 无 | 呼吸机和高压氧有 |
| 其他 | 方便、快捷、随时应用、卫生、安全。适用于慢性缺氧性疾病、老年保健、亚健康者缓解疲劳 | 有医护人员观察、随时可检测血氧、安全、能加压供氧、达到特殊的治疗效果，有交叉感染的可能。适用于急、危、重患者 |

**147** 家庭制氧机的适宜人群有哪些？

（1）呼吸系统疾病：气管炎、支气管炎、慢性阻塞性肺疾病（COPD）、肺气肿、肺心病、肺炎、哮喘、尘肺、矽肺、病毒性呼吸道感染、肺结核、肺肿瘤。

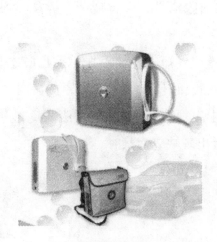

小型车载制氧机

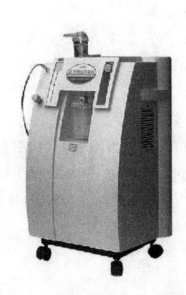

家用制氧机

（2）心脑血管疾病：冠心病、高血压、心功能衰竭、先天性心脏病、脑梗死、脑供血不足、眩晕、脑出血、动脉硬化等。

（3）神经系统疾病：失眠、偏头痛、老年性痴呆、记忆力减退。

（4）消化道疾病：胃炎、胃溃疡、肠功能紊乱、便秘。

（5）糖尿病：尤其是糖尿病合并症的预防和治疗。

（6）孕妇：妊娠后期，因腹腔增大、向上挤压使胸腔变小，肺被挤压，肺活量减少，孕妇出现缺氧的情况。经常吸氧，能预防母婴缺氧，还可使胎儿发育更好，预防早产、避免因缺氧导致胎儿宫内窘迫。

（7）免疫力低下人群：体弱多病、机体免疫力差的人群经常吸氧可提高免疫力、增加抵抗力。

（8）美容、抗衰老：氧气充足可以促进血液循环和细胞代谢，加快皮肤毒素和废物的排出，补充水分，增强皮肤弹性，减少皱纹，养颜抗衰老。

（9）亚健康人群：吸氧可缓解脑疲劳、补充精力、改善睡眠、预防亚健康。

（10）学习紧张人群：学生处于高度紧张的学习，其脑耗氧量大大增加，适当吸氧可放松精神、增加脑细胞活性、缓解疲劳、提高学习成绩。

（11）高原病：到高原后出现心悸、气短、食欲不振、手足麻木、记忆力减退，红细胞增多症引起的头痛、眩晕。驾车到高原旅游时可以选择小型车载制氧机，在行车过程中出现缺氧症状可随时吸氧。

（12）睡眠呼吸暂停综合征：患者出现缺氧症状时。

 如何选择家庭制氧机？

（1）根据患病情况选择：慢性阻塞性肺疾病（COPD）、肺气肿、肺心病、哮喘、肺肿瘤术后、心功能衰竭等在家中进行长期氧疗、每日多次吸氧的患者，建议买制氧量大的制氧机，其出氧量大，有1条三通管的还可以2人同时补氧。而一般补氧和保健用氧则选用中低制氧量的制氧机均可。

（2）根据制氧原理选择：家用制氧机有以下四种制氧原理，但目前市场上多采用分子筛制氧机。

1）分子筛制氧：分子筛制氧机是目前较为成熟的制氧机，是唯一具有国际标准和国家标准的制氧机。分子筛制氧是一种先进的气体分离技术，采用物理制氧法，即变压吸附（PSA）空气分离制氧技术，从空气中通过分子筛分离氧气，随制随用，安全、不存在高压易爆等危险，使用空气无成本，但分子筛需要定期更换。此种制氧机目前在市面上销售最多，产品种类也繁多，但质量参差不齐，性能区别很大。适用于各种吸氧患者及氧保健者。

2）富氧膜制氧：这种制氧机采用富氧膜制氧方式，通过富氧膜对空气中氧分子的过滤，达到出口氧气30%的浓度，具有体积小、用电量少等优点。但是采用这种制氧方式制得的是30%浓度的氧，适用于长期的氧疗保健，而缺氧性疾病需较高浓度氧疗时不宜选择。

3）化学反应制氧：是采用合理的药剂配方，在特定的场合下使用，能满足部分消费者之急用，但由于存在操作麻烦、使用成本较高、每次吸氧都需要投入一定的费用、不能连续使用等诸多缺陷，家庭氧疗中较少使用。

4）电解水制氧：通过电解水提取氧，因电解水制氧可能产生危险的氢气，也很少应用。

（3）根据功能和服务选择

1）目前首选分子筛制氧机，其分子筛的质量是重要选择指标。

2）选择制氧浓度：一般购买家用制氧机，要选择输出的氧气浓度大于90%的产品，长期氧气浓度稳定，24小时不间断工作状态下的氧气浓度仍能保持达标（93%±3%）。有些制氧机带有氧浓度检测仪，可以直接观察到正在吸入的氧浓度。50%的肺氧环境是最为有效的体内氧交换环境，而又不会发生氧中毒。一般不主张较长时间高浓度吸氧。目前制氧机在整个使用过程中氧浓度不得低于某个安全值，国际标准为 82%，美国标准为 85%。

3）选择低噪声：选择噪声尽量低于 50 分贝的制氧机，以防止其影响休息。

4）选择制氧量：购买家用制氧机，要选择压缩机排气量足够大的产品（3.8~4.2 立方米/小时），单位时间内制氧量大，能满足各种情况下的吸氧需求，同时能避免长期运转导致的磨损使气量缺乏和氧浓度衰减。目前制氧量为每分钟 1~5 升不等。

5）氧流量：仪器上有流量计，可以调节，氧气流量波动平均值必须在±10% 以内。

6）累计计时功能：它能为日后的保养维护及服务提供客观、准确的依据。

7）吸氧方式：有鼻导管或面罩法，慢性病、长期吸氧的患者需氧量大，最好选择面罩，多人同时吸氧选择带有三通管的吸氧管，一般吸氧选用鼻导管即可，鼻导管有单侧和双侧，双侧出氧量多，便于固定，吸氧时不宜脱落。

8）雾化装置：有些慢性病如哮喘、慢性阻塞性肺疾病等患者需要吸氧的同时雾化吸入某种药物，需选择带有雾化装置的制氧机。

9）售后服务：提供专业售后服务，便于仪器的后期维修与保养。

10）质量认证：要选择经受长期考验并经过国际标准化组织（ISO）和欧洲质量体系认证的制氧机。

氧疗用户需要明确了解氧气的供应来源、给氧方式、每日吸氧时间、疗程以及在静息、活动及睡眠时的吸氧流量，这样才能真正做到科学用氧。

**使用家庭制氧机应该注意什么？**

（1）安装：好的制氧机安装方便，一般接通电源、按下开关即开始制氧，应注意选择好氧气流量，一般2~3升/分，严重缺氧性疾病者可适量加大流量，但不主张长时间高流量吸氧。

（2）注意室内通风：目前使用的家庭制氧机的氧气来源都是空气，所以保持室内通风换气非常重要。

（3）注意湿化：氧气本身干燥，长时间经过呼吸道使呼吸道干燥，也容易刺激呼吸道引起咳嗽。经过湿化后吸氧感觉更舒适。

（4）注意检查：查看吸氧管是否有损坏，以防氧气泄露，同时注意避免明火，以防失火；检查吸氧管有否堵塞，以防氧气不能正确吸入。

**应如何确定吸氧时间？**

吸氧时间可根据不同吸氧人群而定，如慢性阻塞性肺疾病、哮喘、心功能不全、尘肺、矽肺、肺结核、肺肿瘤等疾病缺氧症状明显，可以每天持续吸氧，主张长期低流量吸氧（2~3升/分）为主，吸氧2~3小时后适当休息；高原缺氧患者，根据症状可适当加大流量至4~5升/分，每天吸氧数次，每次1~2小时；孕妇吸氧一般选低流量2~3升/分，每次吸氧0.5~1小时。一般缺氧症状及缓解疲劳和老年保健者选择低流量，每次30分钟，每天1~2次即可。

**151** 一天中什么时间吸氧好？

血氧饱和度在饭后和睡眠时会出现低谷。饭后出现困倦可以适当吸氧，睡前是一天中最好的吸氧时机。首先，从预防角度看，心血管疾病常常在深夜或者凌晨发作，睡前吸氧可以有效地预防心血管疾病的发作。其次，利用氧气的镇静作用，可以改善睡眠，尤其是对精神紧张、大脑过度疲劳引起的失眠有效。

**152** 家庭吸氧会不会发生氧依赖或氧中毒？

无论是在医院吸氧还是在家庭吸氧，吸氧本身一般都不会发生依赖，家庭制氧机吸氧一般也不会发生氧中毒。因其所能达到的肺氧环境不会高于50%，50%的肺氧环境是最为有效的体内氧交换环境，而又不会发生氧中毒。

**153** 正常人每天吸氧有益吗？

正常人无任何不适，没必要吸氧，因为每天的正常活动能够保证足够的氧供给机体代谢使用，但正常人由于工作劳累、紧张、休息不好等出现缺氧的症状时，可选择短时间吸氧，一般于睡前半小时即可，或症状明显时吸半小时即可。

## 154 老年人如何健康地吸氧？

老年人因为器官和组织功能的老化，氧的代谢和利用能力下降，会产生缺氧而出现缺氧的症状，适当补氧有利于健康。首选健康饮食和适当运动补氧，这是最健康、持久的补氧方式，家庭制氧机用于健康饮食和适当运动补氧后仍不能缓解症状者。一般老年人在家中吸氧每天 2 次，每次 20~30 分钟，以餐后和睡前为宜，如果缺氧症状严重随时可行吸氧。

## 155 什么叫无创呼吸机？适用于什么人？

临床应用的呼吸机分为两类，一类叫有创呼吸机，即医院常用的呼吸机，需要对患者进行气管内插管或气管切开后，通过面罩与呼吸机相通，以建立人工气道。另一类叫无创呼吸机，患者不用气管内插管或气管切开，通过鼻罩或面罩将患者呼吸道与呼吸机连接。有创呼吸机多用于医院中发生急性呼吸衰竭而一般吸氧或无创呼吸机不能解决的各种疾病患者；无创呼吸机可减少气管插管和气管切开的烦琐及其相关的合并症，简便易行，利于家庭使用，脱机方便，医疗与护理更为方便，适用于缺氧性疾病在家中长期治疗的患者。例如，呼吸系统缺氧性疾病中需要增加气道压力来给氧和排出二氧化碳的各种疾病，如重症慢性阻塞性肺疾病、哮喘、肺水肿和有创呼吸机拔管术后、外科手术后呼吸支持及部分慢性缺氧性疾病如睡眠呼吸暂停综合征，通过一定的压力解决上气道的堵塞情况、神经肌肉疾患引起的呼吸衰竭、胸廓脊柱畸形引起限制性通气障碍等。

# 第十章　认识高压氧治疗

**156**　什么是高压氧治疗？

　　高压氧治疗是患者在密闭的压力容器（高压氧舱）内加压（超过一个大气压）吸入纯氧治疗某些疾病。高压氧可对某些急、慢性缺血缺氧性疾病和因缺氧引起的继发性疾病起到独特的治疗作用。目前高压氧治疗疾病涉及临床各个学科，尤其在心脑血管、感染、中毒、减压病、气栓症等疾病治疗方面应用广泛。

　　高压氧舱有多种类型，如单人高压氧舱、多人高压氧舱和婴儿高压氧舱等。

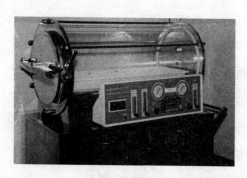

婴儿高压氧舱

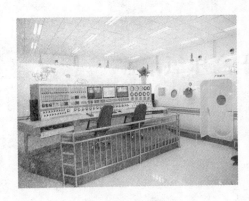

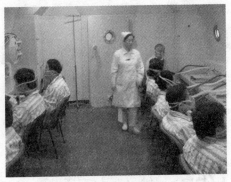

多人高压氧舱外部 　　　　　　　　　　　　多人高压氧舱内部

 高压氧治疗与普通吸氧治疗有什么不同？

（1）治疗压力和吸氧浓度不同：常压吸氧是患者在常压（即在一个大气压）的环境下吸入一定浓度的氧气以治疗疾病的方法，也称常压氧疗；而高压氧治疗是患者在超过一个大气压（常为 2~2.5 个大气压）的高压环境下吸入 100% 的纯氧治疗疾病的方法。治疗的环境压力和吸入的氧浓度都不一样，更重要的是高压氧治疗与常压氧的机制具有本质的不同，是普通吸氧无法比拟和替代的。

（2）血氧分压不同：常压吸纯氧，肺泡氧分压最高达到 650 毫米汞柱，而常规高压氧治疗肺泡氧分压可达 1433 毫米汞柱，血氧分压比肺泡氧分压略低，常规高压氧环境下吸氧比常压环境下吸氧所达到的血氧分压高 2 倍多。当人体内组织出现水肿时，氧通过毛细血管受阻，引起组织缺氧，普通吸氧很难使氧达到远端水肿组织；而高压氧可以通过高压的作用，使血氧分压大大提高，把氧送到需氧的组织；因此可以及时向组织补充氧，减轻组织水肿。有研究显示，三个大气压状态下吸纯氧，血液中的物理溶解氧就能满足生命的基本需求。

（3）氧弥散的速度和距离不同：通常脑的毛细血管网的平均距离约60微米。正常情况下人脑灰质毛细血管的弥散距离的有效半径约为30微米，而在高压氧下弥散距离的有效半径可达100微米。

（4）溶解氧含量不同：正常人在常压静息状态下，每100毫升动脉血液中血红蛋白结合氧大概有18.2毫升，而物理溶解氧仅为0.3毫升。高压氧下物理溶解氧增加，可达4.2毫升，是常压下的14倍。

（5）氧的储备量不同：当机体发生缺氧时，储备氧可以迅速地将氧输送到缺氧组织中去，改善组织的缺氧状态。常压下平均每公斤组织储氧13毫升，而在3个大气压下吸纯氧，平均每公斤组织储氧量可达52毫升。

（6）高压氧有抑菌杀菌作用：高压氧可提高白细胞的杀菌能力，抑制厌氧菌的生长和繁殖，对厌氧菌感染更有独特治疗效果。

（7）高压氧促进伤口愈合、修复神经：由于高压氧有抑制细菌生长、减轻水肿、促进血管新生、使神经元和神经轴突再生等功能，使高压氧能促进难愈合伤口、感染性伤口、糖尿病患者伤口的愈合和神经修复。

（8）高压氧对体内气泡的作用：高压氧可压缩禁锢在体内的气泡，促进有害气体的排出，对减压病、肠胀气有独特的效果。

（9）高压氧可促进血管的新生：高压氧可以促进缺血缺氧组织周围新生血管的生成，建立侧支循环，改善微循环，治疗突发性聋、微血管疾病、脑梗死等。

（10）高压氧调节细胞周期：通过这一作用可增强癌症的化、放疗的效果。

**高压氧有什么治疗作用？**

　　高压氧的主要治疗作用：促进细胞有氧代谢，增加机体的含氧量；提高机体代谢，改善循环；促进有害气体的排出；减轻水肿，减少渗出；抑制厌氧菌的生长和繁殖，促进伤口愈合；增强肿瘤放、化疗的疗效并防治其并发症；促进神经鞘膜的修复；调节机体免疫力和美容、保健作用。

 **高压氧治疗怎么进行？**

　　患者进入氧舱后，氧舱门关闭，舱内开始升压，需要 20 分钟的时间舱内压力达到所需压力，患者戴上面罩开始吸氧，一般连续吸氧 1 个小时，吸氧结束，开始减压，大约需要 40 分钟使舱内压力下降到常压，氧舱门打开，患者出舱，一次治疗大约需要 2 个小时。急性中毒等急性病治疗，轻者一般 1~2 次治疗即可，急性重症或慢性病治疗需要多次，10 次治疗为 1 个疗程。

**160　高压氧主要能治疗哪些疾病？**

（1）中毒：急性一氧化碳中毒（煤气中毒）及其他有害气体（硫化氢、液化气、汽油蒸气等）中毒及药物、化学物品中毒。

（2）突发性聋、糖尿病及糖尿病足。

（3）脑血管疾病：头晕、脑供血不足、脑梗死、脑出血恢复期。

（4）脑外伤及脑功能障碍：脑震荡、脑挫伤、视神经损伤、颅内血肿清除术后、电击伤、溺水、缢伤、窒息、麻醉意外等。

（5）厌氧菌感染及无菌性骨坏死：牙周病、气性坏疽、破伤风、骨髓炎、股骨头坏死。

（6）移植术后：断肢（指、趾）再植及皮肤移植术后、整形术后。

（7）外伤及各种损伤的修复：骨折及骨折后愈合不良、运动性损伤、放射性损伤、脊髓损伤。

（8）恶性肿瘤：恶性肿瘤在进行放疗或化疗过程中，同时进行高压氧治疗可以增加放、化疗的作用。

（9）神经系统其他疾病：病毒性脑炎、脑瘫、头痛、急性感染性多发性神经根炎、多发性硬化、周围神经损伤、面神经炎（面瘫）。

（10）皮肤病：脓疱疹、银屑病、玫瑰糠疹。

**161　高压氧治疗有什么禁忌吗？**

患有气胸、出血性疾病活动期、肺大疱、结核性空洞合并咯血这4

种疾病绝对不能行高压氧治疗。

## 162 高压氧治疗脑梗死的作用有哪些？

大量临床研究证实了高压氧治疗能减少梗死灶面积，恢复神经功能，减轻梗死后遗症，其治疗作用为以下几方面。

（1）改善脑梗死病变部位组织血液供给，改善脑细胞的缺氧状态，减轻脑水肿、降低颅内压力，阻断缺氧-水肿这一恶性循环。

（2）高压氧能促进毛细血管新生，使侧支循环形成，使缺氧的神经组织重新获得氧供。

（3）高压氧可降低血液黏度，促进血栓的溶解吸收，改善微循环。

（4）促进神经细胞的恢复与再生。

## 163 脑梗死什么时候高压氧治疗好？

如果脑梗死患者没有高压氧治疗的禁忌证，治疗应越早越好，早进行高压氧治疗能尽快改善脑缺氧，挽救尚未死亡的脑细胞，使新生的血管早日形成，侧支循环尽快建立，打断缺氧—脑水肿—脑细胞死亡这一恶性循环。而治疗的时间长短应该根据患者的病情而定，一般1个疗程为10次，每天治疗1次，每次需要2个小时，总的治疗疗程应由高压氧科的医生根据病情需要决定。在高压氧治疗的同时应进行药物治疗，两者结合治疗才是最佳的治疗方法。

**164　脑出血能进行高压氧治疗吗？**

脑出血又称脑溢血，是中老年人常见病。脑出血的主要原因是高血压、高血脂、脑动脉硬化及糖尿病，也与吸烟饮酒等不良习惯密切相关。它起病急、病情危重，虽经积极治疗但还常常有很多患者留有严重的后遗症，如偏瘫、失语或感觉障碍等，也是目前中老年人病死的主要疾病之一。脑出血后，适时的高压氧治疗能减少出血对脑组织的损伤，减轻脑出血患者的后遗症，是一种积极的脑出血辅助治疗方法。

**165　高压氧为什么能治疗脑出血？**

（1）高压氧可以减轻脑出血引起的脑水肿，而达到降低颅压的作用。

（2）高压氧有清除氧自由基的作用，从而减轻脑出血后氧自由基对脑组织的损伤。

（3）高压氧明显增加血氧含量、血氧分压，增加脑组织毛细血管弥散距离，从而纠正脑组织缺氧状态，使因缺氧而受损的脑组织得到修复。

（4）高压氧能促进血管的新生，有利于脑血管新的侧支循环的建立。

**166** 脑出血什么时候高压氧治疗好？

原则上脑出血患者无活动性出血后生命体征平稳，临床上复查头颅 CT 证实无新鲜出血就可以高压氧治疗，但如果患者有高热、抽搐、躁动不能配合吸氧治疗及血压过高不能急于进舱治疗，如有高压氧治疗禁忌证的患者不能进行高压氧治疗。

**167** 突发性聋药物治疗效果不明显，高压氧治疗有效吗？

突发性聋是发生原因不明的感音神经性聋，其确切发病机制尚不十分清楚，目前研究认为其与内耳供血障碍、病毒感染、代谢异常、免疫因素、内耳压力突变等因素相关。

高压氧治疗是除药物治疗外综合治疗手段中最为有效的治疗方法，它能快速提高血液和组织氧分压及组织中氧的弥散距离，改善内耳循环，纠正组织缺氧；降低血液的黏滞性，有利于血栓溶解；抑制炎性反应；调节机体的免疫功能。所以高压氧治疗与药物治疗对突发性聋的治疗作用是不一样的，前期药物治疗效果不好也可考虑高压氧治疗，最好是药物与高压氧治疗同期进行。

**高压氧治疗突发性聋什么时间开始好？**

一般情况下诊断了"突发性聋"，只要没有高压氧治疗的禁忌证原则上越早治疗越好。如果患病已经数月或更长时间，高压氧治疗多效果不明显。

 **高压氧治疗突发性聋需要多长时间？**

总的治疗时间依每个患者的具体病情而定，一般为 2 个疗程左右，1 个疗程为 10 天，每次治疗时间为 2 个小时，在高压氧舱内升压后戴面罩吸氧 1 个小时，升压及减压时间需要 1 个小时。

 **高压氧治疗期间还需要药物治疗吗？**

高压氧治疗与药物治疗的作用不能相互替代，两种治疗同时应用有相互增加疗效的作用，高压氧治疗期间配合药物治疗效果更好。一般早期治疗多采用输液配合高压氧治疗，输液治疗结束后仍需高压氧治疗的患者要继续口服药物联合高压氧治疗。

## 171 什么病能引起耳鸣？

　　耳鸣是一种临床症状，除耳部疾病（外耳道耵聍栓塞、外耳道湿疹、鼓膜炎、中耳炎、梅尼埃病、突发性聋），全身很多疾病也可以引起耳鸣，如心脑血管疾病（高血压、冠心病、动脉硬化、脑血栓、血管瘤）、代谢性疾病（甲状腺功能亢进、甲状腺功能减退、糖尿病、高脂血症、痛风）、神经系统疾病（脑外伤、脑炎、脑膜炎、脑肿瘤）、颈椎病、精神性疾病（焦虑、抑郁、精神分裂症）及药源性（应用耳毒性药物）或噪声性耳鸣、不明原因性耳鸣。

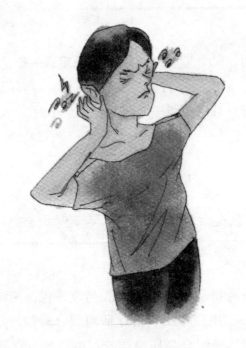

目前耳鸣主要有哪些治疗方法？

病因治疗：耵聍栓塞者取出耵聍；中耳炎者抗炎药物治疗；梅尼埃病导致的应积极治疗梅尼埃病；高血压引起的应有效降低血压；内分泌异常应调节内分泌治疗；听神经瘤要及时切除肿瘤；心肾疾病应积极改善心肾功能；药源性耳鸣应停止使用耳毒性药物；焦虑抑郁引起的应抗焦虑抗抑郁治疗等。由于引起耳鸣的原因很多，且大部分患者病因不清楚，使耳鸣的治疗效果常常不十分理想。

药物治疗：目前对病因不十分清楚的耳鸣药物治疗包括抗凝、扩血管、激素、维生素、改善微循环和营养神经的药物等。

对症及心理治疗：为缓解症状可用对症性药物治疗，如镇静类药物；对于心因性耳鸣，应强调心理治疗，保持良好的心情，避免环境刺激，注意休息。

中医中药及针灸治疗：我国传统的中医中药辨证论治及针灸治疗也是一种治疗方法。

其他治疗：利多卡因静脉注射，可能因其抑制了听觉传导通路神经元的过度兴奋，部分病例耳鸣可减轻；习服疗法是促进患者对耳鸣的适应和习惯；掩蔽疗法是用与耳鸣匹配的声刺激产生掩蔽效应等治疗，也有一定的疗效。

由于耳鸣致病因素多不明确，无法清楚地针对病因治疗，虽经上述治疗，有些患者疗效仍不十分满意，而联合高压氧治疗，往往能显示出其独特的优越性。

## 173 高压氧为什么能治疗耳鸣？

高压氧治疗具有药物治疗所不能替代的独特的治疗作用。高压氧能使血氧含量明显增加，血氧分压大幅度增高，血氧弥散半径增大，使机体的有氧代谢增强，从而改善全身供氧；氧供的改善可大大提高内耳微循环血氧含量，改善局部缺氧状况；高压环境下使血管收缩，减少渗出，改善内耳缺氧性水肿，使受损的神经细胞和神经纤维得到修复；通过抑菌和抗病毒作用高压氧还可控制感染；由于高压氧还有抑制血小板聚集、降低血液黏度的作用，有利于溶解微血栓，使缺血、高血液黏度导致的耳鸣得到改善。

## 174 高压氧治疗耳鸣应什么时间开始？怎么治疗？

发现耳鸣后经高压氧科医生检查除外高压氧治疗禁忌证，应及早开始高压氧治疗。如错过急性期，病程已经较长，再进行高压氧治疗，多无明显效果。一般高压氧治疗10次为1个疗程，一般治疗1个疗程可见效，效果不佳者可增加疗程，部分患者可提高疗效，疗效与病因、病情轻重、病程长短、是否早期治疗等因素相关。耳鸣早期药物治疗的同时联合高压氧治疗，是目前较为积极的治疗方法。即便是这样治疗仍有部分患者耳鸣得不到明显改善，所以提醒耳鸣患者不要错过早期高压氧治疗的时机。

**175** 什么病可以引起头晕？

头晕可由多种原因引起，常见的有以下几种疾病。

（1）神经系统病变：如脑部炎症、脑肿瘤、脑外伤、小脑病变等；精神异常，如焦虑、抑郁等。

（2）耳部疾病：突发性聋、内耳疾病（人的内耳有负责平衡的结构，称作前庭，人体的平衡障碍也可引起头晕）。

（3）内科疾病：血压异常、贫血、感染、中毒、高血脂、高血糖、低血糖、心脏病、肾病等。

（4）颈椎病：颈椎增生、变形、退化和颈部肌肉扯紧引起头晕。

（5）脑动脉硬化：脑动脉硬化使脑血管内膜增厚、管径变小或形成动脉斑块、脑内血流下降，引起脑供血、供氧不足，导致头晕。

**176** 什么原因引起的头晕高压氧治疗有效？为什么？

从高压氧治疗头晕的机制不难看出，大多数头晕如动脉硬化、脑供血不足、颈椎病、突发性聋、耳性眩晕、贫血、脑外伤等疾病引起的头晕均可以通过高压氧治疗减轻头晕症状。高压氧治疗与输液或口服药物联合治疗更能达到相互增加疗效的作用。

上面谈到的五类疾病中，很多可能导致头晕的原因是缺血缺氧。高压氧不同于普通的氧疗，它主要作用有以下几方面。

（1）高压氧迅速增加人体的血氧含量，并使血液中溶解氧增加、氧的弥散半径增大，更有利于氧向远端组织的输送，从而明显改善组织的缺氧状态。

（2）高压氧还能改善内耳前庭功能，维持人体平衡，达到治疗头晕的作用。

（3）高压氧可以减少血小板聚集，使血黏度降低、血液流速增加，改善心脑循环。

（4）高压氧可以减少血管内皮损伤，降低血脂，减轻动脉硬化，保护心脑血管。

（5）高压氧降低交感神经兴奋性，减轻小血管痉挛，使肌肉韧带关节的退化减缓，治疗颈椎病。

## 177 氧疗对糖尿病患者有什么好处？

糖尿病是一种常见的内分泌-代谢疾病，是由于各种原因引起人体胰岛功能减退，胰岛素分泌不足，导致体内糖、脂肪、蛋白质等发生代谢紊乱。如果早期没有发现，病情进展易发生各系统的并发症。由于糖尿病患者血液中的血红蛋白高度氧饱和，而物理溶解氧量下降，组织处于缺氧状态，无氧代谢增加，所以氧疗对于糖尿病患者康复有着重要的意义。患者吸氧后血氧含量增加、有氧代谢旺盛、葡萄糖的消耗增多，血糖可因此而下降，组织缺氧可以纠正，并能促进胰岛功能恢复。

高压氧治疗对糖尿病有什么特殊的治疗作用？

高压氧治疗是氧疗的一种方式，患者在高压环境中吸氧，可迅速提高血氧浓度、物理溶解氧，增加血氧分压、扩大氧的弥散，纠正组织缺氧。临床研究报道高压氧对糖尿病患者有如下作用。

（1）高压氧治疗与饮食及胰岛素配合治疗能在 12~18 天内使糖代谢得以平稳，调节机体组织代谢、糖酵解和三羧酸循环，显著改善患者组织细胞氧供不足，减少降血糖药物的应用。

（2）高压氧治疗 1~3 个疗程后空腹及餐后 2 小时血糖显著下降，葡萄糖利用率明显上升。

（3）高压氧治疗后总胆固醇（TC）及低密度脂蛋白（LDL）显著降低。

（4）高压氧治疗后患者对胰岛素敏感性明显升高，全血细胞胰岛素受体上调。

大量临床实践证实高压氧治疗对控制患者血糖、减少并发症的发生及治疗方面有着药物治疗不可替代的积极作用。

 糖尿病患者如何选择吸氧治疗？

（1）血糖稍高、无明显自觉症状的，可通过控制饮食、适当有氧运动保持血糖在大致正常范围；控制饮食、适当有氧运动不能保持血糖大致正常的轻度糖尿病患者，可同时口服降糖药控制血糖，不用特意进行吸氧治疗，选择合适的有氧运动，就能达到氧疗的目的。

（2）通过控制饮食、适当有氧运动或药物治疗（口服降糖药、胰岛素）血糖控制仍不满意的中度糖尿病患者，可同时配合家庭吸氧治疗，包括氧气袋、氧气瓶、家庭式制氧机等吸氧方式，每日以鼻导管或面罩法吸氧，流量2~3升/分，每日2~3次，每次0.5~1个小时，连续3~4周，一般均能取得良好的疗效。

（3）通过控制饮食、适当有氧运动或药物治疗和常压氧疗血糖仍不能达标，或开始出现了糖尿病并发症的患者建议尝试高压氧治疗。高压氧治疗是每日1次，10次为1个疗程，连续治疗2~3个疗程或根据治疗情况而决定治疗时间。大量临床资料证明，坚持高压氧治疗能有效降低患者血糖、控制糖尿病并发症的发展。

（4）患有糖尿病并发症的患者，尤其是合并周围血管或周围神经病变、糖尿病足的患者在积极药物治疗的基础上，选择高压氧治疗无疑是一种积极有效的综合治疗方法。此时期的糖尿病患者，高压氧治疗的疗程可能相对要多，一般治疗2个疗程要休息1周左右，具体治疗方案由医生根据病情而定。只要坚持治疗，并注意定期检查血糖，都能取得较好的疗效。特别要注意的是高压氧治疗开始越早，治疗效果越好。

## 什么是糖尿病足？

糖尿病足是指糖尿病患者由于合并神经病变及各种不同程度末梢血管病变而导致下肢感染、溃疡形成和深部组织的坏死。糖尿病足形成的原因是糖尿病患者没有很好地控制血糖，长期高血糖导致下肢血管硬化、血管壁增厚、弹性下降、血管内斑块形成，最终造成下肢血管闭塞、肢体神经损伤及下肢组织病变。患者出现下肢或足部感觉异常、疼痛，严重者合并感染、局部组织水肿、发黑、溃疡，甚至坏死，是糖尿病慢性并发症之一。糖尿病足一旦发生坏死，常常会面临截肢治疗，对患者的生活质量影响极大，也是导致糖尿病患者致残的主要原因之一。大量研究证实高压氧治疗糖尿病足有明确疗效，高压氧治疗的同时结合常规疗法治疗糖尿病足已广泛应用于临床。

 **181 高压氧为什么能治疗糖尿病足？**

（1）高压氧通过增加血氧含量、降低血液黏度、增加血流速度、促进足部微循环、改善肢体远端组织因血管闭塞造成的缺血缺氧状态，有效促进糖尿病足溃疡创面部位氧的吸收，促使肉芽组织增生和上皮细胞生长，加速溃疡创面愈合。

（2）高压氧治疗可以提高血氧分压，使氧气能够输送到肢体远端缺氧的组织，并使血管收缩，减少渗出，从而减轻足部组织水肿。

（3）高压氧治疗可以增加白细胞的杀菌能力，提高自身免疫功能从而起到有效的抗菌作用，控制糖尿病足的感染。

（4）高压氧促进新的毛细血管生成，从而使患足的毛细血管再生和组织修复。

（5）高压氧治疗使糖尿病足患者的感觉神经传导及运动神经传导速度增加，修复受损的神经，减轻糖尿病足患者的感觉障碍，同时还能增强组织对胰岛素的敏感性，改善糖尿病患者的糖代谢。

高压氧治疗糖尿病足需要多少次？

　　高压氧治疗糖尿病足的时间取决于患者糖尿病足的严重程度和治疗开始时间，如刚发现就开始治疗，2 个疗程左右可以见到明显效果，如果糖尿病足已经很长时间，并出现坏死，又没有及时进行高压氧治疗，高压氧治疗的效果就不明显，可能治疗的时间会更长，达到数十次。但只要适时治疗就能阻止其发展，延缓微循环障碍导致的缺血缺氧性组织和神经损伤，甚至坏死。

 高压氧可以治疗高脂血症吗？

　　高压氧下机体组织的氧张力显著提高、有氧代谢加快、能量消耗加大、促进血脂代谢，特别是胆固醇的分解与代谢，使血胆固醇水平降低，是一种安全有效的治疗高脂血症的方法。高压氧治疗还可以使血液黏度减低、减少血管壁的炎性反应和脂质过氧化反应，从而减轻动脉硬化。已有研究证明高压氧能升高高密度脂蛋白胆固醇，而降低低密度脂蛋白胆固醇，减少动脉硬化斑块的形成，因而可减缓动脉粥样硬化发展。高压氧治疗有与有氧运动相一致的效果，一次高压氧治疗相当于一次中等量的有氧运动。

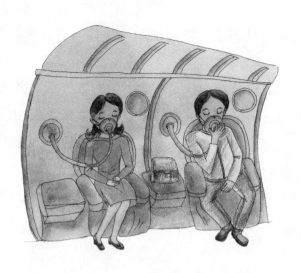

## 184 高压氧有促醒作用吗？

 **温馨小贴士：**

**脑干网状结构：** 位于大脑主要传导通路的脑干（近大脑中轴部分）中，它由广泛分布的许多网状交织的细神经纤维束、大小不等的神经元胞体和核团等共同组成。与睡眠、觉醒的发生和交替有关。

严重的脑梗死、脑出血、脑外伤、脑炎或心脏病等可最终由于脑缺血、出血、缺氧、颅内压增高，导致患者昏迷，有的成为植物状态。高压氧治疗由于其独特的作用可促使部分患者清醒，这些作用是与药物治疗不同的。它的独特作用包括以下方面。

（1）高压氧能激活促进大脑觉醒的结构（脑干网状上行激活系统），对脑皮层也有兴奋的作用。因为高压氧治疗使脑干网状系统氧分压成倍增加，高压氧能使大脑主要动脉血流量增加18%。

（2）促进侧支循环建立和脑细胞再生修复，利于改善醒觉状态，促进意识恢复和清醒。

（3）高压氧可降低颅内压：在 2 个绝对大气压下吸纯氧脑血流量减少 21%，颅内压降低 36%；在 3 个绝对大气压下吸纯氧脑血流量减少 25%，颅内压降低 40%～50%，所以说高压氧可打断脑缺氧、脑水肿的恶性循环，从而减轻脑细胞水肿，促进神经细胞修复，有利于促醒。

（4）高压氧改善脑缺氧后的无氧代谢，促进神经、血管再生，使促醒成为可能。

 高压氧能美容是真的吗？

高压氧治疗对美容的作用有三方面。

（1）整容手术后修复：行高压氧治疗，组织在高氧环境下能促进伤口愈合；高压氧下白细胞吞噬能力增强，可预防感染，使术后发生坏死的组织修复；高压氧促进新生血管的生成，使缺血缺氧的组织尽快得到氧供，恢复生长，使手术后伤口在高压氧环境中愈合更快、更好，从而达到美容的目的。

（2）促进皮肤细胞代谢：高压氧治疗促进皮肤胶原蛋白的合成，可以增加皮肤的弹性；使皮肤毛细血管血氧丰富，能达到更好的营养皮肤细胞的作用，使肤色红润；使血液与皮肤组织间营养交换充足，皮肤更滋润、光滑、不干燥。

（3）对抗紫外线损害：美国康乃狄克大学的一项研究发现，高压氧治疗对紫外线引起的皮肤细胞增殖、细胞死亡和凋亡有非常显著的抑制效果，可以明显减少因紫外线引起的皮肤皱褶深度和数量增加，增加皮肤弹性。使用高压氧可能具有预防和治疗紫外线引起的皮肤损伤的作用，也就是说高压氧可能具有美容效果。研究者认为，对抗紫外线损伤的根本原因是高压氧的预适应效应。

 **高原病为什么要高压氧治疗？**

高原病是因高原低氧环境引起的疾病。其病因就是缺氧，且因缺氧可以导致严重的肺水肿、脑水肿，使患者出现一系列缺氧的症状。高原病的最有效的治疗方法是高压氧治疗。

（1）高压氧治疗首先是对高原病最好的病因治疗。

（2）高压氧治疗使脑血管和肺血管收缩，减轻渗出而达到减轻脑水肿、肺水肿的目的。

（3）高压氧治疗迅速提高血氧分压，恢复组织氧供，改善四肢肌肉因缺氧引起的无力症状。

（4）高压氧治疗可以增加组织氧储备，使脑、心脏、肾脏等重要脏器的缺氧得到改善，逐渐缓解缺氧引起的组织损害。

 **学生考试前吸高压氧真能提高成绩吗？**

学生考试前为缓解疲劳、改善睡眠、使精力更充沛可以适当吸氧，但一般常压氧或常压高流量吸氧足以达到目的。对于考生考试前进高

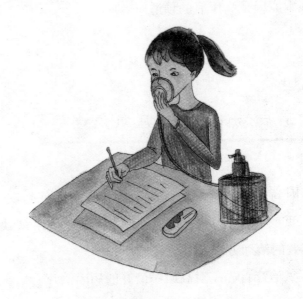

压氧舱治疗对提高考生成绩的研究较少，目前无大规模试验证据证实高压氧治疗能提高考生成绩，所以不提倡考前学生进行高压氧治疗。

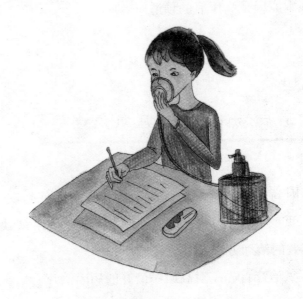